本物ケア

二神雅一
FUTAGAMI MASAKAZU

幻冬舎MC

本物ケア

はじめに

「私たちのやり方が間違っていました。訪問看護リハビリにおける回数制限の改正は撤廃させていただきます」

２００９年、厚生労働省の課長補佐は都内某所で全国から集まった訪問リハビリテーション振興会の代表メンバーに対し、こう告げました。

２００６年発出され、訪問看護リハビリの利用者や事業者にとって「死の宣告」ともいわれた突然の制度改正から丸３年。政治家や官僚、関係団体の長と折衝してきたメンバーの苦労が報われた瞬間でした。

同時にそれは、全国で訪問看護リハビリを受けている利用者にとっても大きな朗報となりました。当時この制度改定が現実のものとなれば、自宅でリハビリを受けることができない「リハビリ難民」が発生することが社会問題となっており、多くの要介護者や障害者を不安にさせていたのです。

訪問看護リハビリとは、訪問看護ステーションに所属する療法士（作業療法士、理学療法士、言語聴覚士）が医師の指示書と看護師の判断のもと、身体の不自由な利用者の自宅を訪問し、リハビリテーション（運動療法、階段の昇り降り、トイレ移動など日常生活に必要な動作訓練など）を提供するサービスです。

従来、訪問リハビリは、病院や診療所をはじめとする医療機関のみが行えるように定められていました。

しかし２０００年の介護保険導入を機に、民間事業者でも訪問看護ステーションを開設し、そこから療法士を訪問させるという形で訪問リハビリ事業に参入できるようになりました。そして多くの療法士が、自分の理想とするリハビリを実践しようと訪問看護ステーションを立ち上げたのです。

しかし、民間事業者の訪問看護リハビリが支持を集めるようになると、一部の医療関係者が厚生労働省へ規制を求めるようになりました。その動きを受け、２００６年３月に発表されたのが、冒頭の「訪問看護リハビリ制度の改正案」です。

この改正案は、訪問看護リハビリ事業所の看護師の人員比率を上げる、療法士によるリハビリの回数を制限するなど、訪問看護リハビリ事業者に圧倒的に不利な改正案でした。施行されれば、多くの療法士が職を失い、同時に療法士によるリハビリサービスを受けていた多くの利用者が行き場を失い、「リハビリ難民」化することになります。崖っぷちに立たされた訪問看護リハビリ事業者たちは、反対運動を展開し、その後何年も掛かってどうにか「改正」を阻止することに成功したのです。

実は、この反対運動のリーダーの1人として活動したのが私です。

私は1986年、介護保険制度ができる前に、作業療法士になりました。

多くの患者は、入院期間中のリハビリだけでは機能回復は万全ではありません。せっかく自分で立てるようになっても、退院して自宅に戻り、訓練をしなくなると身体機能は衰え、車椅子や寝たきりの生活に戻ってしまいます。

多くの高齢者や退院後の患者のために自宅でリハビリが受けられる環境をつくりたい――。

そんな思いが募り、〝本物ケア〟を目指し、私はたった1人で訪問リハビリサービスを開始しました。

当時は、訪問リハビリというサービスはあまり知られておらず、利用者を集めるのにも大きな苦労がありました。

しかし、「日本一不親切な親切」を掲げ、利用者の自立を促す訓練を徹底したことで、私のサービスを利用した人たちは自分の足で立ち、歩くことができるようになっていきました。そこから、リハビリに特化したデイサービスやグループホーム、ショートステイなど事業は広がっていきました。

実績が口コミで広がり、私の会社のリハビリやケアを受けたいと、周辺の地域からも利用者の依頼がくるようになったのです。独立開業して25年以上経った今では、事業所は75まで増え、これまでの利用者数は3万人を超えています。

厚生労働省が改正案を撤回したのは、２００９年のことです。しかし、この改正案が生まれてくる状況は、２０２１年時点の今も変わっていません。介護保険制度の見直しは3年に一度行われますが、その節目の年には必ずといっていいほど、私たち訪問看護リハビリ事業者にとって、ひいては訪問看護リハビリを必要としている利用者を困惑させる改正提案が繰り返しなされます。

そのたびに私は業界の仲間たちとともに、役所や議員への陳情を繰り返し、真に良いリハビリ環境をつくるために奔走してきました。

本書は、一療法士が、医療業界に挑戦を挑み、地道に一人ひとりの利用者に向き合いながら、「本物ケア」を追い求めた闘いの記録です。

本書を通して、1人でも多くの人が訪問リハビリの意義と可能性を知ってくださり、さらに介護業界におけるリハビリの現状に一石を投じられれば幸いです。

２０２１年４月、倉敷市茶屋町にて

二神雅一

目次

第2章 徒手空拳 裸一貫で、在宅ケアサービスを開始

第4章　理不尽な制度改革との闘い　見えてきた日本の医療の暗黒

第5章 制度改革のなかでも貫く「本物ケア」が利用者を救う

第1章 不親切こそ親切なり

寝たきりゼロを実現する介護施設

日本一不親切な本物ケア

「こんなマシンに吊るされて大丈夫かな……」

「大丈夫ですよ！　こうすると、体重が軽くなって歩きやすくなるんです」

「本当だ、足が出やすくて、自然に歩ける！　いつも10歩も歩けないのに」

「あと200メートル、頑張って歩きましょう――」

今日も私が経営する創心會では、大勢の高齢者がそれぞれのレベルに応じ、最先端の機器とスタッフの指導のもと額に汗しながら自立のためのリハビリを繰り返しています。

創心會では看護師、療法士（作業療法士、理学療法士、言語聴覚士）、ケアスタッフ（介護福祉士等）、管理栄養士、福祉用具専門相談員、ケアマネジャーなどの医療介護分野におけるさまざまな専門家たちが、一つのチームとして働いています。

療法士とは、リハビリを行う専門職のこと。

作業療法士は「食事をする」「料理をする」「字を書く」等の生活するうえで必要不可欠

な動作や精神面での回復を目指します。一方、理学療法士は、「立ち上がる」「起き上がる」「歩く」など生きていくのに基本となる体の動作の回復を目指します。そして、言語聴覚士は言葉によるコミュニケーション力の回復を目指します。摂食・嚥下の問題にも対応します。これらの3職種は、お互いにうまく連携しながら、人が生きがいをもって生きていくために不可欠な機能の回復を目指します。

一方、ケアスタッフとは、介護を専門とする専門職のこと。介護が必要な人に対して、スムーズな日常生活が送れるように、食事や入浴、排泄、歩行などの介助や介護者からの相談に応じてアドバイスをしたり、介護者の精神面での支えになったりすることが主な仕事です。

多くの民間施設では、リハビリ施設はリハビリ専門、介護施設は介護専門と分かれているところが一般的です。

しかし創心會では、それぞれの専門家たちがひとところに集まっています。リハビリして訓練すべきところは療法士が施術し、介護すべきところは、ケアスタッフがいて介護する。そして医療面は看護師がサポートします。利用者の状況や症状に合わせてカスタマイズされた施術やサービスを行うことができます。

なぜ創心會が、介護とリハビリを融合させた組織になったのか？

冒頭でも述べたように、私は1986年に作業療法士になりました。そして療法士として現場に携わるなかで、介護における問題を目にしたのです。

2000年に介護保険制度がスタートする前まで、介護の世界には老人福祉制度という制度がありました。この制度のもとでは、介護が必要になった人は市町村に申請を行い、調査されたうえで利用の可否を判断され、事業者を指定されます。提供する事業者はただ要介護者を受け入れるだけ。良いサービスを提供して要介護者を集めるなどという努力を行う必要がありませんでした。

そのため多くの事業者は要介護者を寝たきりにさせ、極言すれば、ただ単に生存権を与えるだけというような、見よう見まねの専門性のない介護が横行していました。ひどい場合は、拘束されたり、閉じ込められたりするなどの非人道的な行為も当たり前のように行われていたのです。

そのせいで要介護者は筋力が低下し、自分で動くことができなくなります。また身体中に褥瘡ができたり、関節の変形拘縮が起き無惨な姿で固まってしまうようなケースが多く見られました。

寝かせきりにせず、毎日体を動かす。リハビリの基本的なことさえ実践すれば、簡単に避けられた事態です。

そんななか、２０００年の介護保険制度はスタートします。

多くの民間事業者が参入し始めると競争原理が働き、一転して今度は、必要以上に手を差し伸べる、客受けの良い介護が台頭してきたのです。

利用者が、「足が痛くて歩けない」と言えば、「はい、待っていてください」と言いながら車椅子を用意してベッドまで運ぶ。

「足が上がらず、お風呂に入れない」と言えば、「私の肩につかまってください」と言いながら、利用者を肩に担いでお風呂に入れる。

確かにそうすれば利用者は苦労せず移動できる、お風呂に入れる。その家族は「丁寧に扱ってくれた」「お風呂に入れてくれた」と言って安心して満足します。そうして介護するほうも、評判の良いケアスタッフとして、あるいは評判の良い事業所としての評価が得られ、どんどん仕事も増えていきます。

しかし、その裏では、利用者のもつ残存能力の発揮機会は少しずつ失われ、機能回復のチャンスを奪われて、本人、家族の気づかぬうちにいわば「つくられた」寝たきり状態となっていくのです。

私は、こうした介護保険制度前の「専門性のない介護」、施行後の「過度に親切な介護」により、悲惨な状態に陥る高齢者を数多く見てきました。

身体が、腕が、脚が、腰が曲がったまま固まってしまった……。

腕が身体を圧迫するため、切断を余儀なくされた……。

本来なら自分で動けたのに、過度に親切な介護のせいでついに寝たきりとなり、身体中にジュクジュクとした褥瘡ができてしまった……。

ケアのし過ぎは一見理想の介護に見えて、実は介護の本質からずれている。利用者のやる気と根気、筋力や能力をそぎ、寝たきりへと一直線に進ませてしまうからです。大切なのは、介護の現場にリハビリを取り入れることなのです。

利用者にできることは自分でしてもらい、リハビリに精を出してもらうことで自立した生活を取り戻してもらう。自立支援を基本に据えた介護を提供する。

そのためには身体機能の専門的な分析により、その人にとって必要かつ十分な介護量とリハビリ量を明らかにすることが大切であり、リハビリの専門職である療法士は、その能力に長けています。療法士こそが、これからの介護現場で大きな力を発揮しなければいけません。

「なんでもして差し上げる必要はない。
日本一不親切な親切で、
もっと自分でできることを知っていただこう」

それが私の、療法士としてのひいては経営者としての不変のポリシーです。

本物ケア

私はこの四半世紀、「不親切な親切」を突き詰めて考え、さらにそれを社会に周知してもらえるように心血を注いできました。

その考え方の基本はリハビリと介護を融合させた、「リハビリ前置主義」。

利用者に対処するときに、まず介護から入るのではなくリハビリから入って、可能な限り機能を回復させ自立できるように努める。そのうえでどうしてもできない部分だけ介護をすること。間違っても最初から介護をしてしまう「介護前置主義」であってはならないのです。

その結果、模索のなかから生まれてきたのが、創心會流の「本物ケア」です。

ここで補足しておきますが、「リハビリ」といっても、その方向性は大きく二つに分けられます。

■リハビリと介護の違い

	リハビリ	介護
語意	Rehabilitation 社会復帰、復権、名誉回復。 身体に障害のある人などが、**ふたたび社会生活に復帰するための、総合的な治療的訓練**。 身体的な機能回復訓練のみにとどまらず、**精神的、職業的な復帰訓練も含まれる**。	Care 心遣い、配慮、世話をする、看護や介護。 障害者の生活支援をすること。あるいは高齢者・病人などを介抱し世話をすること。 介護とは、病気や老化などの影響によって、**日常生活が困難にある人を助ける行為**。
主な職種	理学療法士、 作業療法士、 言語聴覚士など	看護師、 介護福祉士など
補足（業界背景）	医療のフィールドでは治療（してもらうリハビリ）。 介護のフィールドでは自立支援（自らするリハビリ）。 同じ「リハビリ」でも受け手にとっては大きな違い。	国から“自立支援・重度化防止の推進”「科学的介護」が唱えられだした。 再現性のある効果的な介護。 介護にリハビリを融合するムーブメントが起きている。

まず読者の多くが〝リハビリ〟と聞いてイメージされるのは医療機関で行われるリハビリのほうではないでしょうか。身体に麻痺や痺れがあったり、交通事故等に遭った「患者」は入院してそれぞれのニーズに応じたリハビリプログラムが施されます。それは医師の診断に基づいた施術です。そのリハビリは傷ついた患部の動きを回復させ、ふたたび社会に復帰することを目標とします。つまり病院でのリハビリは急性期、回復期におけるもので、患者から見れば治療や退院のために〝してもらう〟リハビリです。

もう一つは、「地域」で行われるリハビリ。例えば、利用者の自宅を療法士が訪問して行います。

これは、先ほど述べた病院や診療所などの医療機関から、療法士が利用者の自宅を訪問して行われる「訪問リハビリ」と、民間事業者が運営する訪問看護ステーションからの「訪問看護リハビリ」があります。しかし「訪問リハビリ」であれ「訪問看護リハビリ」であれ、どっちにしろ病院から退院できているので、生活の自立のために利用者自らが〝していく〟生活期（維持期ともいう）のリハビリになります。

医療のフィールドでは「治療」、介護では「自立支援」。このように、同じリハビリでもその目的において一線を画しているのです。

そして私が本物ケアを語るうえで目指しているのは、後者の「自立のためのリハビリ」です。

では創心會が提供する、本物ケアを具体的に説明しましょう。

私たちの施設に、介護サービスを利用して「お風呂に入りたい」と言う高齢者がいたとします。

一般的な介護施設であれば、ご自宅を訪問するなり、デイサービスに来ていただくなりして、「お風呂に入りたい」という利用者のデマンズ（要望）のままに、その人を入浴させてあげるでしょう。そして利用者に対し、きめ細かな介助をし、身体に負荷を掛けず、心地よく快適な入浴を提供すれば、利用者は目先の希望が叶えられ、喜んでくれます。

けれど、私が実践する「本物ケア」ではこのプロセスから異なります。

まず最初に、利用者が「なぜお風呂に入れなくなったのか」を本人や家族へのヒアリングを通して考えます。

利用者のなかには、「年だから仕方がない」と、自身の自立を諦めてしまっているケースも少なくありません。

一度お風呂に入れなくなると、介助をしてもらいながらお風呂に入れてもらい、その後、さらに足腰が弱り歩けなくなると車椅子に乗せられます。そして、次第にベッドの上で過ごす時間が生活の大半を占めるようになり、最終的にはさまざまなサービスを寝たまま受けなければ生活できなくなるでしょう。

しかし本来目指すべきは、お風呂に一人で入れるようにすること。単に「お風呂に入りたい、清潔な身体を保ちたい」という利用者の言葉どおりのデマンズだけで対応してしまうと、利用者をお風呂に入れればいいという単純な解決策になってしまいます。

私たちはヒアリングを一度で終わることなく何度も行い、利用者も自覚していない裏側にある「課題」を見抜きます。

「身体機能の低下や痛みはないですか？」「入浴動作に負荷がかかったり不自然な動きはないですか？」「浴室環境に不備はないですか？」等々のヒアリングを通して、身体の動きにおける機能低下の問題や浴室環境の不備、さらにはなんらかの理由によって、自分で自分の身体を動かすことに「自信を失っていないか？」といったメンタルの面まで詳細に調べます。その後、身体の細部やその他の条件の機能チェックを行います。

この一連の行為を「アセスメント」といい、利用者の生活における自立のために必要な課題を導き出します。

そこで抽出された課題の解決こそがデマンズの裏にある、利用者の「真のニーズ」なのです。

「お風呂に入りたい」という一つのデマンズから、導き出される真のニーズは、実に多岐にわたります。

例えば、利用者の身体的機能の改善のために、最初はストレッチから行い、筋力増強訓練やバランス訓練、模擬動作を経て、実際に浴室での動作の訓練をしてもらいます。さらに、家族には介助方法の提案や、浴室のリフォーム・福祉用具についてのアドバイスなど、トータルでの介護リハビリプログラムを一緒に考えていくのです。

さらに大きなポイントは、利用者の真の「ニーズ」をとことん突き詰め、課題を提示すれば、利用者は単に入浴するということだけでなく、新たな「ホープ＝目標」をもつことができるということです。

例えば、

「入浴させてもらう」

というデマンズをもっていた人が、

「自分で入浴を楽しみたい」

「家族や仲間と温泉旅行に行きたい」

さらには、

「大ファンの氷川きよしのコンサートに行きたい」

とまで言いだすほどになるのです。

目の前の利用者がどんなに不自由な状態でも、この「希望＝ホープ」が出てくることが大切です。

このホープが利用者自身にとって切実であればあるほど、強い欲求であればあるほど

■デマンズ迎合型サービスとホープ目標設定型サービス

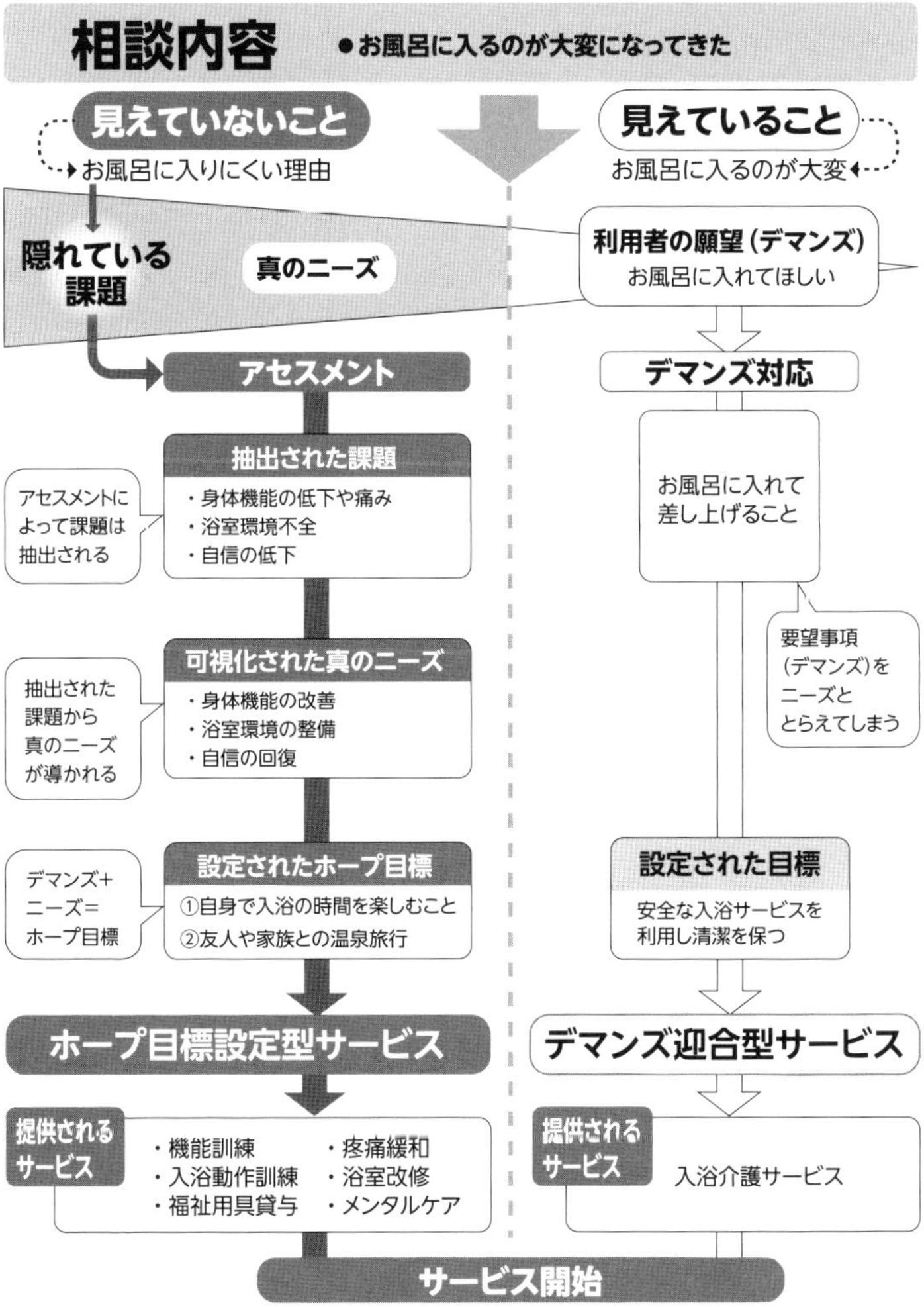

「ではコンサートホールまで行けるように30分の歩行訓練をしましょう」「ホールのトイレに入れないといけないから座る練習をしましょう」「タクシーに乗らないといけないから、身体をかがめる練習をしましょう」と、さらに高い具体的なプログラムを設定することができます。

　つまり利用者がホープをもつからこそ初めて、それに対してどういうリハビリやケアを施せば、この目標が叶うかというプログラムが見えてくるのです。

　そのとき、私が提唱する、利用者の言葉どおりのデマンズだけから生まれる「デマンズ迎合型サービス」ではない、「ホープ目標設定型サービス」が生まれます。

　その違いは、デマンズ迎合型サービスが「入浴介護」という一辺倒なやり方であるのに対して、ホープ目標設定型では、「足腰の機能訓練」「疼痛緩和」「入浴動作訓練」「浴室改修」「福祉用具貸与」「メンタルケア」といった総合型サービスになるのです。

リハビリとは人生の回復である

もちろん、最終的にどんなサービスを受けるか決めるのは利用者の権利です。ですが、多くの利用者やその家族は、サービスを受け続けた後の状態（予後）について想像することはできません。生活の予後予測は、知識のあるものにしか分からないことです。そうなれば当然、利用者が一見親切そうなデマンズ迎合型サービスを選択してしまうのは無理もないことです。だからこそ事業者には、利用者の言葉どおりのデマンズを受け止めながら、介護リハビリのプロとしてのノウハウを活かした提案が求められるのです。

もし仮に、事業者側が予後を知っていながら何の説明もなく「過度に親切な介護」を提供しているとすれば、許されることではないでしょう。

利用者の言葉どおりのデマンズでリハビリを開始する「デマンズ迎合型サービス」を受けてしまった方は、1年経っても根本的な課題は解決せずに「介護ありき」の人生に陥ります。

例えば一般的に、「入浴したい」というデマンズでサービスを受け始めた人の身体機能の低下は顕著で、入浴以外の動作にも課題が増えます。そして二度と自分1人では入浴を楽しめなくなる。当然誰かの介護が必要ですから、不自由な生活を強いられることになります。介護者のスケジュールによって入浴時間が決められ、その結果、自分自身への自信も喪失し、生きる喜びも失い、メンタル面での衰えも激しくなります。人の手を借りて生活しなければならないという事実は、心にもダメージを与えるのです。最終的には、自宅で暮らすことが難しくなり、施設への入居を余儀なくされるかもしれません。

一方、「ホープ目標設定型サービス」を受けられた方は、1年後には「入浴行為が自立でき、自分で入浴を楽しんでいる」「新たなホープ目標が生まれる」可能性が高くなります。当初の目標が「1人で入浴できること」と「友人や家族と温泉旅行に行けること」でしたが、その目標が成長して、ついに念願だった「氷川きよしのコンサートに行きたい」というホープ目標が叶えられる人も出てきます。

すでに述べたように、「氷川きよしのコンサートに行く」というホープをもった方は、二時間のコンサートに耐える体力が必要ですし、公共施設のトイレでも排泄ができないといけません。往復はタクシーを利用するにしても、客席からタクシー乗り場までは歩けないといけないし、身体をかがめて車に乗り込まないといけない。

私が提唱する本物ケア、「ホープ目標設定型サービス」を提供する場合、最初こそ利用者には負担が掛かります。そのため療法士やケアスタッフには、人生の伴走者のように一緒に頑張っていく姿勢が欠かせません。しかし、ともに訓練を続けることで利用者は次第にその動きを自分のものとして獲得していきます。そして、失った機能を取り戻したことによる自信が生まれ、表情も生き生きと輝きだします。

ここまでくると、単に「入浴したい」という「欲望」が満たされればいいのではなく、より高次のトレーニングが必要になる。ホープ目標も一気にレベルアップして、それが達成されれば「人生が回復した」といっても過言ではないでしょう。

人間としての自信を回復して希望をもつためには、氷川きよしのコンサート鑑賞を実現するためには、すべてが備わった創心會流の「本物ケア」のほうがはるかに優れているのです。

私が本物ケアを目指す総本山は、岡山県倉敷市にあります。

そこに広がるのは私が約25年間掛けて築き上げた「本物ケア」の城。

実はここを拠点に岡山市や隣接する自治体にもまたがって、本物ケアを始点とする「地域包括ケア」の一大拠点が広がっているのです。

倉敷市に広がるリハビリタウン

私が掲げる「本物ケア」の拠点の一つとなる、岡山県倉敷市茶屋町地区。

このあたり一帯は、かつて瀬戸内海を干拓してできたエリアとして知られています。江戸時代には瀬戸内海の向こうの金比羅様に通う参拝客が通る交通の要地として、多くの茶屋が立ち並んだことが地名の由来とか。地元では「金比羅往来」とも呼ばれてきました。

人々が四国と行き来した歴史と交通の要所であることから、私は「ここは地の利がある、伸びる土地だ」と直感して、初めての自社施設をここに建設しました。その日から早20年以上。

今この一帯は、訪問（看護・リハビリ・介護）、通所（デイサービス）、泊まり（ショートステイ）、入所（グループホーム）、さらには福祉用具貸与・住宅改修、就労支援にいたるまで、地域の生活を支える総合的なリハビリタウンとなっています。

私が訪問リハビリを始めた頃、リハビリでせっかく良くなられた方が、通所施設に通われると状態が悪化して戻ってこられることが多くありました。多くの施設が幼稚園のようなレクリエーションを行い、自立支援とは正反対。それが理由でデイサービスが大嫌いになった私でしたが、そうした利用者を見るにつけ、在宅生活を支えるには、自らもリハビリに特化したデイサービスを立ち上げなければならないと感じました。

なぜなら要介護者や障害者の多くは、自宅に引きこもりがちで孤立感を感じ、家族は毎日の介護に疲れています。デイサービスならば、そうした現状にも対処することが可能になるからです。こうして私は、訪問機能と通所機能を併せ持つことで、在宅生活を支え切るという方針を打ち立てました。

現在施設では、4類型のデイサービスを提供しています。

障害や状態のレベル別ごとに細かく対応できることはもちろん、利用者のもつ目標、目的を達成できるようにするためです（次ページ以降の図表を参照）。

■ 施設ごとのデイサービス内容・特徴

リハビリ倶楽部

	障害機能、介護レベル別	目的・目標別・プログラム別
対象者の目安	●要介護1～5で、2時間以上の座力がある ●活動・参加レベルを維持向上したい ●脳血管障害、整形疾患、その他特定疾患、廃用症候群などによる心身機能障害がある	●仕事に復帰したい ●地域のなかで自分の役割を果たしたい ●自宅で自ら家事をし、自立した生活を送りたい ●ともに支え合える仲間を見つけたい
サービス内容	●個別プログラムによる機能訓練 ●基礎体力と生活行為動作の向上 ●介護予防●介護度維持改善	●機能訓練 ●生活リハビリ
特徴	●施設内は、実際の住居のように手すりを最小限にし、段差やスロープを意図的に設けた造り ●環境適応能力の向上を重視した内容、要介護度の大きな要因である歩行機能の回復を目指す	●個別機能訓練プログラムを実施 ●家庭環境に近いバリアありの環境で自尊心を奮い立たせる援助が特徴、社会活動への参加を目指す

元気デザイン倶楽部

	障害機能、介護レベル別	目的・目標別・プログラム別
対象者の目安	●要介護1または要支援1～2で、認知機能障害がない ●ロコモティブシンドローム、サルコペニア・フレイルを改善したい	●現在、主体的に日常生活や社会環境で活動している ●仕事や家事、趣味や娯楽を楽しむなど、アクティブな生活のために能力向上をしたい
サービス内容	●個別プログラムによる機能訓練 ●社会環境への適応を目指した個別機能訓練 ●介護予防・介護状態の維持改善	●介護予防訓練(短時間集中) 訓練により健康増進を図る
特徴	●環境適応能力の向上を重視 ●独自の介護予防・能力開発プログラム(トリニティトレーニング)を実施し、注意力・判断力・反射神経を高める ●リハビリ倶楽部から、ステップアップしていく方へお勧め	●短時間で集中した機能訓練を実施 ●独自の介護予防・能力開発プログラムで、利用者の健康的な生活習慣への指導や効率の良いトレーニングで生活習慣との両立を行う

生活機能を高めたい、活動範囲を広げたい、生活のなかで役割をもちたい、社会に参加したいといった利用者ごとの目的・目標は、幅広い年齢層の方が同じ空間で同じ活動をしていては達成することはできません。それぞれのデイサービスごとに目的を絞り、その実現に特化したサービスを提供しているのです。

施設では、食事や入浴などの日常生活上の支援や、生活機能向上のための機能訓練や口腔機能向上サービスなどを日帰りで提供しています。ただ、そもそものベースとして私は利用者に、「自宅で自立した日常生活を送ることができるようになってほしい」と思っています。そこで、利用者の生活全体をリハビリとしてとらえ、介護予防の基礎訓練に加えて、あらゆるケア方法やトレーニング方法において生活行為を実践的に行う訓練アプローチを用いています。

代表的なものは、ビジョントレーニングです。

ビジョンとは「視覚」のこと。人は普段の生活の際、情報収集の80％を視覚に依存しているといわれています。ビジョンには数多くのプロセスがあり、見た情報を正しく理解したり、得た情報に対して、どのように反応すればいいかを判断することまで含まれています。

ビジョントレーニングでこれらの力を養うことにより、日常生活での処理能力の向上を目指します。周囲の状況をより良く理解したり、環境にうまく適応する力を身につけることが期待できます。

その他、脳活性トレーニングで認知力・判断力・記憶力・集中力・コミュニケーション能力などを鍛えて、脳機能の低下を防ぎます。音読や計算で脳を活性化させ、素足歩行では足腰だけでなく、脳にも刺激を与えます。また、トレーニングルームにはストレッチや筋肉を鍛えることができるマシンも備えており、体に負担を掛けずに体力をつけることが可能です。

創心會では２００３年に入所機能であるグループホームも開設しました。

ここでは自立した生活を送ることを目的とし、サービス内容に学習療法や機能回復リハビリも含まれています。最大の特徴は「生活ユニット」と「リハビリユニット」に分かれている点です。

■ 施設ごとのデイサービス内容・特徴

百年煌倶楽部

	障害機能、介護レベル別	目的・目標別・プログラム別
対象者の目安	●要介護２～５で、つかまり立ちが30秒以上できる ●生活体力の維持向上をしたい ●生活全般に介助を要する ●内部障害への医療的管理やケアを必要とする	●後期高齢者になっても、健やかに人生を謳歌したい ●安楽に気晴らし的に、無理せず余生を楽しみたい ●入院などで落ちた体力の回復、ステップアップを目指している
サービス内容	●生活リハビリや認知症予防などを行う ●機械浴による入浴、喀痰吸引・医療行為に対応	●療養や余暇活動を充実した内容 ●機能訓練と医療的ケアを行う
特徴	●要介護状態であっても生活の質の保持を目指す ●マシンや徒手訓練による運動、少量頻回で活動量を確保し廃用性機能低下を予防、基本的な生活機能を維持させることを重視する ●リハビリ倶楽部からスローライフな目標に変更していく方へお勧め	●清潔の保持、不動による苦痛の解除、経口摂取や尊厳ある排泄手法の確保、ご家族へのケアを目指した個別機能プログラム ●地域交流や趣味・グループ活動などを通じて、自己肯定感を支える援助を行う

五感リハビリ倶楽部

	障害機能、介護レベル別	目的・目標別・プログラム別
対象者の目安	●要介護・要支援者で座力が２時間以上あり、認知機能への不安や障害がある ●脳神経疾患などによる認知機能障害がある、または医師の診断によりそれらが疑われる	●心身や脳の健康を維持し、在宅生活を続けたい ●もの忘れや生活の不安を改善したい ●ゆとりのある時間や環境の中でデイサービスを気ままに楽しみたい
サービス内容	●五感からの脳刺激を高める個別機能訓練で、介護予防・介護状態の維持改善を行う	●脳の健康維持を図る機能訓練と脳活性サービスを行う
特徴	●専門プログラムを提供できる専門スタッフを配置し、少人数12人制で個別の過ごし方を重視 ●認知機能障害の症状を緩和し、安定した在宅生活に向けた訓練の実施 ●脳機能の維持や個別時間の充実を目標に通所継続する方にお勧め	●病気や加齢による刺激の感知低下や、脳の不活性による一般的な認知症症状（記憶障害や性格変容など）の予防のため五感刺激法を実施 ●独自のケアメソッド、個別性の高いケア空間により、快感情を満たし、心穏やかかつ適度な疲労感で通所後の安眠を促す

生活ユニットでは、自宅に近い感覚で過ごせるように配慮しています。スタッフは擬似ファミリーとして家庭的な雰囲気で介護し、また、認知症の進行を遅らせるリハビリも行います。

リハビリユニットでは、生活機能を保つ作業や交流に取り組みます。将来的に利用者が在宅復帰することも視野に入れ、リハビリを行うのです。

自宅介護の家族の助けになればと始めたデイサービス、グループホームですが、その思いはさらに膨らみ、２０１５年のショートステイ開設にもつながります。ショートステイとは一時的な短期入所施設のこと。

私はこれをポジリハショートステイと名付け、リハビリ合宿というコンセプトで、「利用者が来たときよりも、良い状態で帰っていただく」ということを掲げています。１日のスケジュールは決まっており、朝は決まった時間に起床する、日中は身体機能・認知機能を向上させる訓練でしっかり頭と体を使う、１日活動していたので夜は自然と眠れる、というような流れです。このように過ごすことで、乱れていた生活リズムが改善されるので、自宅へ戻った際は、家族も介護がしやすくなるのです。

■寝たきり高齢者比較図

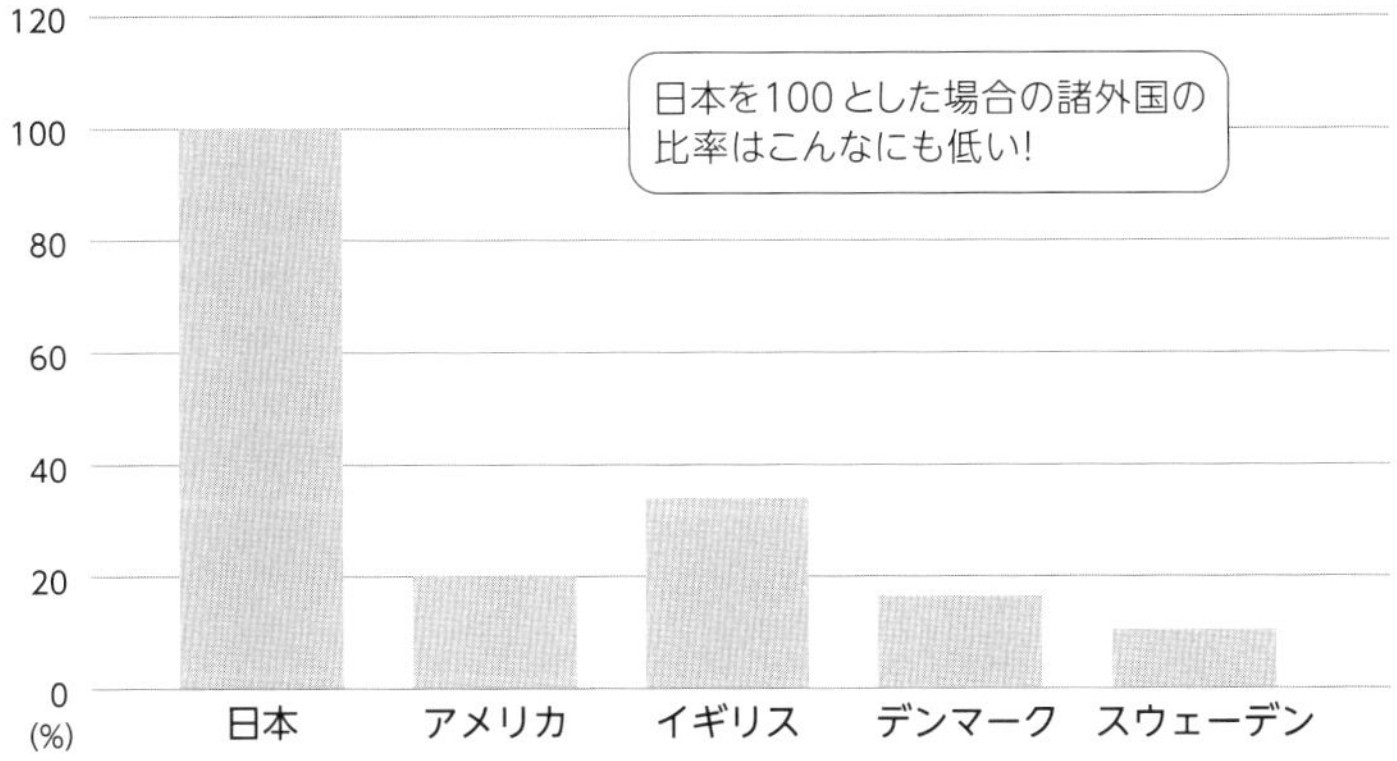

出典：寝たきりゼロをめざして―寝たきり老人の現状分析並びに諸外国との比較に関する研究 第2版　Core　Ethics　Vol.6（2010）（塩中雅博氏改編）

寝たきり老人大国・日本

改めて、日本で高齢者が置かれている現状を整理しましょう。

上に掲載したグラフは、日本の「寝たきり高齢者人口」を１００としたときの、各国の数字との比較です。

日本の寝たきり高齢者の数は、イギリスの3倍、アメリカの5倍、スウェーデンと比較すると10倍もの開きがあります。これが寝たきり老人大国日本の現状です。

諸外国と日本の「寝たきり老人の差」はどこから生まれてくるのでしょうか？

一つの理由には、日本の長期入院があげられます。

諸外国では日本ほど社会保障制度が充実しておらず、医療費は自己負担となります。例えば盲腸で治療を受けた場合、治療費総額が日本では約60万円ほどで高額医療費の控除などもあるため、本人が負担する費用はぐっと抑えられます。しかし、アメリカやフランスなどでは１００万円を超えます。そのため、医療方針も病院などでの治療期間は極力短くし、在宅で療養することが基本方針とされています。日本は諸外国と違い、患者にとって必要以上に手厚い社会なのです。

また、延命治療や生死感の違いなどもあり、尊厳死が認められる国もあります。そういった国では、本人が寝たきりで意思表示もできないような状態でも、家族の希望で延命治療を施し、入院をさせておくことがないのです。

日本では１９６０年代から国民皆保険制度が施行され、私たちは誰でもどこにいても、同じ治療を受けることができ、重篤な病気になれば安心して入院することができます。その結果、高齢になって身体機能が衰え、治療によって回復できない慢性的な病気でも入院する人が多くなったのです。

確かに日本では家が狭く、身体が不自由な高齢者が在宅で過ごすための設備を充実できないことや、核家族化が進行して家族のなかに面倒をみる人がいないという現状もあり、病院に頼らざるを得ないということもあります。

しかし高齢になったり身体に障害が起きたりして病院に入院した場合、慢性期病床でもリハビリは行われますが、それで安心できるほどのリハビリの量や質は期待できません。病気やケガの治療のため、長期間にわたって安静状態を継続することにより、身体能力の大幅な低下や、精神状態に悪影響をもたらす廃用症候群が引き起こされます。廃用症候群の進行は高齢者ほど速く、１週間寝たままの状態が続くと、10～15％程度の筋力低下が見られるといわれています。

よく耳にする「おばあちゃんが風邪をこじらせて肺炎になった。退院してきたら寝たきり老人になった」という状況は、そういう諸環境から生まれる悲劇です。

早急に在宅インフラを整え、早期退院が可能な社会をつくることが、現在の日本の課題といえるでしょう。

リハビリ依存となる高齢者

寝たきり高齢者の増加とともに、リハビリから離れられない高齢者の存在も問題となっています。

世間ではいまだに「リハビリ＝悪くなったところを元に戻す処置」という印象がありますが、実はこの思い込みが「リハビリ依存」の原因となり、自立を阻むものとなります。「リハビリ＝完治するもの」と思い込むと、リハビリすること自体が目的化してしまうのです。

なぜそこに問題があるのでしょうか？

それは2018年に改定された「作業療法の定義」の条文を読むと明らかです。

そこには「作業とは、対象となる人々にとって目的や価値をもつ生活行為を指す」とあり、そのための治療、指導、援助を施すのが「作業療法（リハビリ）である」と定義しています。

つまり後遺症などの障害が残っても、その人にとって意味のある作業（生活行為）ができるように支援することに重きをおき、自立を目指すこと。それが本来のリハビリなのです。

だから元に戻らない機能や身体の回復に拘泥するのではなく、少しでも自分で行動できる状態になったら「作業＝生活行為・活動」に復帰させ、そして前述したように、「氷川きよしに会いたい」という願望を新しいホープ（目標）としてチャレンジしてもらうのです。

そうしないと、ある程度日常動作ができるようになっても、以前のような機能を取り戻せるまでリハビリに依存し、大切な人生の時間を無駄に過ごすことになってしまいます。

実際に医療機関でリハビリを受ける利用者によく見られるのは、「療法士のお蔭で身体が動くようになったから、このままリハビリを続けたい」と希望する方です。療法士も、自分の治療で利用者が良くなったという気持ちがあるため「共依存」の関係が生まれます。すると「してもらうリハビリ」に依存するようになり、結果的に実生活での居場所や自分の社会的な役割を見つける機会を失ってしまう――。

そんなことにならないように、私は「本物ケア」で、利用者に生きる自信を回復していただきたいと考えているのです。

第2章

徒手空拳

裸一貫で、在宅ケアサービスを開始

大阪で過ごした少年時代

かつて１９７０年の万国博覧会（ＥＸＰＯ70）が開かれ、その跡として岡本太郎氏制作の巨大な「太陽の塔」だけが芝生の広場に不気味に残る町、大阪府吹田市。

私はそこで少年時代を過ごしました。

とはいえ万博があったのは5歳のときですから、はっきりとした記憶にはありません。

家族は両親と妹。姉がいましたが早くに亡くなって、それが原因で両親は私のことを非常に過保護に育ててくれていたようです。

幼少期は身体が弱かったので、スイミングスクールに行かされていました。母は教育系の学校の出身で、ちょっとインテリっぽい教育ママ。ピアノ教室にも連れて行かれました。

子どもの頃は早寝早起きで、朝5時くらいから勉強するのが好きな子どもでした。小学校低学年のときからドリルをするのが大好き――。私なりに親に自慢に思ってもらえる〝いい子〟でいたかったのかもしれません。

10歳になった１９７５（昭和50）年頃の出来事といえば、今住んでいる岡山にも大きな影響があった山陽新幹線の開通。プロ野球セ・リーグの広島カープが初優勝し赤ヘル旋風が起こり、沖縄国際海洋博覧会が開催されました。食生活ではマルちゃんカップきつねうどんやペヤングソースやきそば、サッポロ一番カップスターなどが発売となり、インスタント食がブームとなりました。

また、全国的に「乱塾時代」とも呼ばれ、受験競争が本格化した頃ともいえるでしょう。私の母親が教育ママになったのも、そういう時代のせいだったのかもしれません。

歌謡曲では「港のヨーコ・ヨコハマ・ヨコスカ」（ダウン・タウン・ブギウギ・バンド）が流行り、漫画では『がきデカ』の「死刑！」なんていう言葉も流行していました。

50年代半ばに始まった高度経済成長期は記録の上では73年に終わり、この年に始まった第四次中東戦争により、日本は第一次オイルショックに見舞われます。

この頃の公定歩合は９％。今からみれば途方もないインフレ抑制策が取られていたのです。もちろん子どもの私にはそんなことは知る由もないわけですが。

『空手バカ一代』ケンカ十段からの教え

そんな時代のなかで、私が反抗期を迎えたのは小学校高学年くらいからでした。

中学生になると私は結構やんちゃなグループに入り、けっこう派手にグレていたのです。当時の大阪は、暴走族の数も多く、住んでいる地域もそういうところと隣接している住宅街でした。

私も13歳の時には、無免許でオートバイデビュー。タバコ片手に暴走族の仲間と一緒にバイクを乗り回していました。

それでも私は両親、特に母親には弱いところがあった。母は「すれていない」タイプで、私に「勉強しなさい」「いい学校に入りなさい」と言うのも、幸せな人生を送ってほしいからだというのは子ども心に感じていました。

だから隠れて〝ヤンチャ〟するのです。

表面上はいい子のまま、金髪リーゼント姿で、ショパンを弾いていました。

とはいえ、そんな少年時代に今の自分につながる武道との出会いがありました。

小学校5年生の頃、近所の公民館に少林寺拳法を教えてくれる教室ができ、そこに通うようになったのです。中学に入ると、かの有名な梶原一騎さんが描いた漫画『空手バカ一代』で知られた極真空手がブームとなり、ドキュメント映画を友達と一緒に観に行ったりもしました。しかし、残念ながら近所に極真空手の道場はありませんでした。

その後、中学2年生のときに、両親の仕事の都合で四国の松山に引っ越しました。

ここもまたヤクザが多い地域で、学校も「不良の楽園」のような男子校でした。

先輩にはヤクザの息子がいて、転校早々、いきなり上級生たちにカツアゲされました。

大阪時代は、ヤンキーはみんな仲間だったのに――。「もっと強くならなければ」と感じた私は、ある道場の門戸をたたきます。

極真空手のもう一方の雄、〝ケンカ十段〟の異名を取った芦原英幸さんの道場です。

空手を学ぶ若者なら誰でも憧れる「芦原道場」。それは松山が本拠地だったので、私はすぐ入門しました。

もちろん私が入門した頃には、すでに芦原先生本人が教えることはあまりありませんでした。しかし道場にふらっと来て、「おお、いいね」とか、「これはもうちょっとこうしなさい」とか、そうした指導をつけてくれたのです。漫画に出てくる人に直接指導をしてもらうと、それだけでテンションが上がりました。空手を習いながら私は、１年くらい掛けて、上級生に対抗するための自分のグループをつくり上げていました。

芦原先生の道場に通ったのはわずかな間でしたが、さすがに芦原会館の本部道場だけに、しびれるような体験もしました。

当時は強豪の二宮城光さんやキックボクサーが、試合前の強化で芦原道場にキャンプを張っていました。そこでは素人には想像もできないような訓練を目の当たりにしました。人間としてのリミッターが外れる思いをしたのは「百人組手」を目にしたときでした。

１人の猛者が次々と襲いかかる強豪１００人を相手に、延々と組み手を行います。体力も精神力も気力も忍耐力も何もかも使い果たし、最後は本能だけで立っている。

そんなシーンを目にすると、「強い人はおるなぁ」と思い、自分がちっぽけに見えたものです。

本当に強い人を見ると自分が無になる。ひたすら鍛えたら強くなるというのが分かり、自分も稽古に夢中になりました。

その頃は道場の天井からピンポン玉をぶらさげて、１８０センチくらいの高さの玉を蹴ることができました。私の身長は１７０センチないくらいですが、その頃は爪先立ちして足を振り上げるとこの玉を蹴ることができたのです。今は身体がカチカチで全然足は上がらないですけれど、そのときは１８０度近く股が開いたのです。

芦原先生にはなかなか筋がいいと褒められていましたが、残念ながら空手で大成することはありませんでした。しかし、後に作業療法士として人の身体を診るようになって、空手時代に習得した技術が意外な形で役に立ってくるのです。

天職との出会い

作業療法士の道に進んだのは、高校時代の先生の勧めでした。卒業前に、作業療法士の養成学校に進んだらどうだと勧めてくれたのです。

当時から私は独立心旺盛で、早く独り立ちしたいと思っていました。それで手に職をつけたい、稼げるようになることが大事だと考えていたのです。

余談ですが最近、高校の先生と話して、「生徒たちが医療関係や薬剤師関係に進みたがっている」と聞いたことがあります。先生によれば、10年ほど前までは岡山から大阪や京都、東京の大学に進学して、知名度のある企業に勤めたいという生徒がほとんどだったということですが、近頃は「手に職をつける」ような進路選択肢を選ぶことが増えてきているそうです。

ことに新型コロナウイルスの感染拡大に悩まされた２０２０年からは、その傾向が強いということです。

実はそれ以前から「もう東京、大阪の大都市で暮らすのはお金ばかりかかって嫌」「故郷で豊かな自然環境のなかで家族や友人たちと暮らしたい」という傾向の生徒が多かったようですが、コロナで外出自粛になったり大企業でもリモートワークが増えたりして、その要望が、ますます「顕在化」したのだと思います。

つまり私が青春時代に思った将来の夢が、今また30年以上経って復活している。

今こそ「若者よ、介護リハビリの世界に来い」と声を大にして言いたい気持ちです。

そこには豊かな人生が待っているのですから――。

さて、約35年前の私の場合、すごく親身に指導してくれた先生は、こんなふうに私に作業療法士の仕事を勧めました。

「人の体の動きに関わるリハビリテーションという仕事があるぞ」

「お前はカッコエエのが好きやろ。どや、横文字やで。給料もええぞ」

この時私は生まれて初めて「リハビリテーション」という仕事を認識します。

その先生の言葉で思い出したのが少林寺拳法や空手の経験でした。人の身体の動きを知っているという自信があった。だからリハビリならできるだろうと思えたのです。受け身や自分の身体のパフォーマンスを高める武道の体験が職業につながったのです。

今まで多くのスタッフを見てきましたが、柔道や空手などの武術をたしなんできた子は介護をやらせても上手です。身体の使い方や動かし方が身についているからだと思います。

ところが、私には思わぬ誤算もありました。

リハビリの業界に入ってから、作業療法士には開業権がないということを知ったのです。軽く「登校拒否」になってしまいました。作業療法士は、医師の診断を受けた病院の患者でなければ、しかも医師の指示のもとでなければ診られない。だから通常は、何の疑いもなく病院のリハビリ部門に就職します。

私は、大阪城、松山城という城下町で子ども時代を過ごしたからかもしれませんが、「男として生まれたからには、ゆくゆくは一国一城の主になる」ことを目指したいと、なんとなく思っていたのです。

　そのために手に職をつけたはずだったのでは……。悩みは尽きませんでした。

　けれどこのときの悩みが無駄ではなかったことが、後になってはっきりします。私は社会に出て、当時では珍しかった療法士の独立開業を果たします。そうなるまでにはいろいろな人のお蔭や出会いや幸運もあるのですが、少なくとも高校を出るときから「一国一城の主になりたい」というほのかな思いがあった。

　後に私は「夢を言葉にすること」を自覚的に行うようになるのですが、その前に人間はまず夢をもたないとそれすら叶いません。

　その意味では、高校を卒業する時点で今の「創心會」と「二神雅一」の萌芽があったのでしょう。

作業療法士へ

社会に出て、私はまず作業療法士として病院に入職し、2カ所で病院を計4年間勤めました。

最初の2年間は、とにかく楽しかった。すべてが新鮮だったこともありますが、一緒に働く仲間にも恵まれていました。妻にもこのとき出会いました。

その後、親の仕事の都合で、私は松山に戻ることになり転職しました。違う病院に移ったのです。

そのときは非常に辛かった。私の暗黒時代でした。

転職先は精神科病院で、保守的で新しいことにチャレンジできない雰囲気がありました。その病院とは思想的にも相容れないところがあって、自分が思う理想のリハビリが実施できない。意見を言おうものなら、「いちいちうるさい」というような態度をとられ、ついには「黙って病院の歯車になれ」と面と向かって告げられたのです。いったんは、自分のなかで飲み込もうとしましたが、やはり自分自身のなかでは激しい葛藤がありました。そんなジレンマのなかで、私はアルコール依存症のようになってしまい、苦しいときを過ごしました。

職員組合がすごく強い病院だったので、待遇だけはまあまあで、午後4時半には仕事が終わるのです。ところがその頃は、やりがいをなくしているため、プライベートの時間でもやることがなく、5時には家に帰ってビールを飲み始めていました。

しかし自分自身のなかに毎日そんな状態が続いていてはいけない、こんなことをやっていたらだめだという思いは常にありました。そしてこの状況から抜け出したい、転職するしかないと考えていました。

このとき私は、すでに結婚していました。学校を卒業して2年後には結婚しましたから、早い結婚だったのです。だからこの暗黒時代も妻は一緒に生活していました。しかし妻は、私が夕方5時から飲んでいても、責めもしなかった。妻は妻で生まれたばかりの子どもを育てることに一生懸命だったのかもしれません。

苦難の時代

二つ目の病院を辞めたのは、１９９１（平成３）年、どうしても経営理念と折り合えなかったことによる不動産会社への転職が理由です。

私の実家は松山市内の文京地区にあり、当時、学生向けに間貸しのアパートをやっていました。そのため不動産投資には興味があり、二つ目の病院に勤めていた時、転職を考えて「宅建」の資格を取っていました。

四国の松山とはいえ、時はバブルの絶頂期。不動産屋にファックスで流れてくる「売却情報」に書かれた土地の値段が、１日のなかで何度も何度も吊り上がっていくような時代でした。

知り合いにブローカー兼デベロッパーのような人がいたので、その人を頼って相談したところ、一緒に組んで仕事をするために賃貸の勉強をしてくれと言われ、賃貸に強いある不動産会社に就職しました。

それまで病院という狭い世界しか知らなかった私は、大いに刺激を受けました。

あるとき、担当しているエリアに高級マンションを建てる計画が立ち上がりました。その建設予定地には、古くからの長屋が建っていて、そこには数人の高齢者が。

しかし彼らを立ち退かせる仕事を請け負った先輩は、一切構わず、人が住んでいない部屋からパワーショベルで破壊し始めたのです——。

そのときは流石にかわいそうになり、私が代わりの家を探してあげました。

ときにはこんなとんでもない仕事もしながら、不動産業界で得た何よりの財産は、一から事業を立ち上げて急成長させた若い経営者たちとの出会いです。

ギラギラした彼らの野心に触れ、その猛烈な仕事ぶりを知り、目が開かれるような思いでした。

その後、間もなくバブルは崩壊。

私は、自分自身に何が向いているのか探しているような時期で、不動産業界にどっぷりとつかるというよりも、将来のために軍資金を貯めることを目標にしていました。しかし、足を入れた早々のバブル崩壊により、一気に地価は下がり始めて借金ばかりが膨れ上がってしまいました。

そうやって危ない橋を渡りながらも、私の頭の片隅には、作業療法士として頑張っていきたいという気持ちがあったのでしょう。

その頃出会ったのが、岡山で開業していた専門学校時代の先輩、山根さんです。

山根さんは理学療法士ですが、全国でもいち早く訪問リハビリという新しいスタイルで独立されていました。

病院勤務時代には、療法士はあくまでも医師の指示のもとでしか働くことができないと思っていました。もちろん、作業療法士として独立することなど到底できない。ところがそれを実現している先輩がいる。そのことに猛烈に感動したのです。

私は山根さんのことが気になって、職場を見に行かせてもらいました。

そこでやっている仕事は療法士が主役でした。話を聞くとやりがいがあり面白そうで、山根さんとも気が合いそうだったので本当に悩みました。特に山根さんからの「一緒にやらないか?」という言葉には後ろ髪をひかれました。

それでも私は松山に戻ったのです。

なぜならすでに就職の話が決まりかけていたからです。それは、高知県のリハビリ養成学校での教員の仕事でした。バブルで傷ついていた当時の私には、安定した職が魅力的に映っていたのかもしれません。

まだ開設されていないその学校は、許可を取るために作業療法士の免許が必要だということで、当時、使われていなかった私の作業療法士の資格を貸してほしいと言ってきました。そして学校の設立のために協力するだけでなく、できれば教員にもなってくれたらありがたいと頼まれたのです。

君みたいに勢いがある奴は業界では珍しいから、教員としても面白いんじゃないかと思う、とも言ってくれました。その言葉に強く惹かれ、私もこの学校に教員として就職しようと思っていたのですが、いざ決まると今度は「研究歴を教えろ」と、いろいろ細かいことを言ってきたのです。

人物像を見込んで声を掛けていただいたと思っていたのに、話が違うのです。そこからこじれてこの話は白紙となりました。もっともこの数年の後、私は非常勤講師として、この学校で10年以上教鞭をとらせていただいていますから、人生のどこにご縁が転がっているか分かりません。

ともかくこうして、改めてフリーとなった私は晴れて、山根さんの会社で働くことになりました。振り返るとこれが私の人生の大きな転機でした。

その先輩、山根さんとの出会いが私の運命を変えてくれた。

今の私がここにあるのはこの人と、彼が行っていたビジネスモデルとの出会いが大きかった。

そういって過言ではないと思います。

療法士が自分の意思で動ける⁉

私が転職した訪問リハビリ事業所を経営していた山根社長は、私より三つ年上です。病院のリハビリ担当から脱サラして、訪問リハビリの会社（現アール・ケア、当時はＪＲＳ日本リハビリテーションサービス）を立ち上げたのです。

山根社長が独立した時代は、介護保険が開始されるよりずっと前のことです。リハビリといえば病院の中に療法士がいて、そこに来てもらってリハビリを受けるものでした。

ところが山根社長のビジネスは、利用者の自宅に療法士が訪問してリハビリするという今まで見たことのない形でした。

このビジネスモデルは、山根社長が開発したものです。

開業医の先生と交渉して、そこの病院と常勤契約をする。病院から訪問リハビリをやっているという形にして、患者に手当てをしたらクリニックから保険請求してもらい、その分の何割かを療法士が頂く。そういう仕組みです。

他の地域でも、もしかしたら同じような仕組みでやっていた事務所は1、2カ所あったのかもしれませんが、山根社長は県内では最初でしたし、おそらく全国的に見ても最先端の取り組みだったのではないでしょうか。

私は山根社長のビジネスに出会うまで、療法士はあくまで医師のもとで働くしかないと思い込んでいましたから、医療機関から切り離して、事業として確立することができるなど思いもよりませんでした。

当時は療法士のネットワークがなかったので、そういう情報も伝わらなかったのです。しかし山根社長のようにアンテナの高い人たちは、「これから高齢社会になると在宅医療へと切り替わる」「リハビリも在宅で行うようになる」、そういうキーワードで新しいシステムを考えていたのだと思います。そうやって療法士は新しい一歩を踏み出したのです。介護保険導入後は、医師免許をもたない民間事業者の「訪問看護リハビリ」が制度として認められるようになり、訪問看護ステーションを設立することで、そこから利用者の自宅に訪問してのリハビリができるようになりました。

けれどそこには、それまでの私には知りようもなかった深く重い医療の現実があり、法律と現実の狭間で、ぬぐいようのない軋轢があったことも事実。私はその深い森に迷い込み、この日以降もがき続けることになるのです。

「起業療法士」としての道

山根社長の事業を知ったときに、私はうれしい衝撃を受けました。

このビジネスなら医師に言われるがまま動くのではなく、療法士が主体的に動くことができる。やりがいがあるし、利用者にも喜ばれるだろうと直感しました。

実際、山根社長は設立当初こそ「お客さんは増えるだろうか、この仕事で食っていけるだろうか」と不安だったそうですが、開業すると次から次へ訪問リハビリへの依頼が舞い込んだそうです。そのため、山根社長はとにかく人材を募集していましたが、なかなか採用に至らず苦労されていたといいます。

その背景には、当時のリハビリ業界を支配していた就職事情があります。

作業療法士や理学療法士の養成学校には、病院からの求人の貼り紙がたくさんあります。学校側も卒業生も、皆、事実私もそうであったように、自分たちは病院に就職するものと思い込んでいたのです。病院以外で働くという選択肢などありませんでしたし、よもや民間のリハビリ施設に入って訪問リハビリをするなどとは、誰も思いつかなかったのです。

それに加え、理学療法士や作業療法士は新しい資格で、日本ではまだまだ珍しい職業でした。私が養成学校を卒業した当時、全国に作業療法士は２０００人程度しかいませんでした。その後、療法士の専門学校開設における規制が緩和されたことで、２０２０年時点では約９万６０００人と50倍近くへと増えています。その働く場も、病院という枠組みを超え広がっていくのです。

とはいえそれはずっと先のこと。当時は「訪問リハビリをやっています」などと言っても、ただでさえ少ない人材は民間事業者には集まらなかったのです。

当時を振り返って山根社長は、「病院のほうがはるかに経営が安定しているというイメージがあったのでしょう。当時の学生たちは民間の訪問リハビリ業者？　何それ？　とみんな思っていましたから」と語ります。

そこで山根社長は、ある戦略を立てました。療法士の養成学校の教壇に立つということです。自分のリハビリノウハウを教えていくなかで、自分や仕事をアピールして「これは」と思った人物に直接「うちに来ないか」と声を掛けるという方法です。

事業を立ち上げたばかりで、人手も足りず忙しい最中に、山根社長は3年も4年も学校の教壇に立ち続けました。そうして出会った学生や、療法士にアプローチし採用する戦略のなかで、彼に声を掛けられ、「来たい」と言ったのが私なのです。もちろん山根社長は諸手を挙げて賛成してくれました。

私が山根社長のもとで働いていたのは25年以上前のことですが、私にとって、彼に出会った頃のことはとても懐かしい思い出です。山根社長にしても、バリバリ現場に出ていた当時は懐かしいことだろうと思います。

山根社長は今でも、当時の私のことを本当に子細に覚えてくれています。よほど印象深かったのでしょう。もしかしたら、私よりも私のことに詳しいのかもしれません。

四国から岡山に来たばかりだった当時の私の姿は、ありがたいことに、山根社長の目には「仕事のうえでは優秀な人」に見えていたそうです。私は忘れ物をせず、言われたことを期日までにこなすということを徹底していただけですが、その姿勢を評価していただけたのかもしれません。

また、たいへんなメモ魔だったことも、そういう印象を抱かせた一因だったのだろうと思います。分厚い手帳に、まるで芸人がネタ帳にアイディアを書くように、とにかくなんでもメモしていました。その日訪問リハビリに行く人の名前を全員書いたり、ぱっと思いついたことをすっと書いたり……本当にもう、びっしりと文字で手帳が埋まるくらい書いていました。

私がそんなふうに熱心に仕事をこなしていたのは、ある本に影響されたからでした。

それは、『思考は現実化する』という一冊です。ナポレオン・ヒルが書いたこの本は全部で3巻あり、当時ベストセラーになっていました。

私はこの本を読んで、自分のなかで明確な目標をもつようになりました。そして「自分はこういうふうになりたい」「いつまでにこういう自分になる」というビジョンを描き、そこに向かって行動していたのです。

まず目標をもつことは大事です。さらにそれを文字に書くということで、潜在的な意識が見える化されます。そのことで脳は「この目標に向かって汗を流そう」と働きだす。そうすることで、ただ「何になりたい」とか「何をやりたい」ではなくて、「何になるためには今日何をする、明日何をする、来年は何になっている」というビジョンができる。目標をアクションに落とし込むことができるのです。

そんな私の姿勢は、山根社長にはギラギラして見えていたそうです。

「当時の二神くんは常にギラギラしていて、『食うものも食わんでも、自分が掲げたこの目標だけはきちっとやっていく』という熱き血がみなぎった男でした。この姿勢はぼくも勉強させてもらった」

ゼロからの再スタート

岡山の山根社長のところでリハビリの仕事をやるといっても、私はこれまで社会に出て、精神科の作業療法士として働いた経験があるだけで、身体機能や高齢者のリハビリの経験はありませんでした。しかも山根社長は理学療法士です。

私はまず、山根社長のやることをコピーしようと思って働き始めました。学校を卒業して初めて身体障害のリハビリについて真面目に勉強したことになります。元来、人と接することは苦手ではありませんでしたので、訪問してリハビリをするということ自体にはそれほど抵抗を感じませんでした。訪問先の利用者はほとんど高齢者でしたが、それも問題ありませんでした。

理学療法士の仕事を覚えるため、最初は仕事の見学中にリハビリをしている姿を見て、絵を描きました。あの先輩はまずこうやって足をここまで伸ばすとか。理学療法士だけに運動療法がメインでしたが、その運動メニューをひたすらスケッチし続けたのです。こういう形にして、利用者に声を掛けて、何回これをやったとか。スケッチに全部メモします。家に帰ったら、その資料を見て利用者の疾患が何であるか調べて整理する。「この人はこういう疾患だからこうやるんだ。あ、そうなんだ」と。そういう突き合わせをして自らの頭と身体に叩き込んで覚えていきました。

逆にいうと、そういう実践を通じて行ったからこそ身についたのだと思います。

頑張れば頑張るほど

訪問リハビリは利用者のお宅を療法士が訪問し、30分程度時間を掛けてリハビリを行います。

山根社長のもとで働いていたとき、私は１日10～15件くらい、月間で２６０件もこなし、療法士のなかで常にトップにいました。単純に考えても30分が10人で３００分。５時間です。

そのうえ、利用者宅を訪問するのですから、道中の時間もかかります。

当初、山根社長の訪問リハビリ事業では、給料を一定にせず、インセンティブを付け、たくさん訪問した人にその分多く給料が支払われる仕組みになっていました。

やればやるだけ、利用者が喜んでくれる。そして自分の稼ぎにもつながる。

この頃の私は、作業療法士としての仕事の面白さとやりがいを、心の底から感じていました。

岡山で働き始めた当初、私には資金なんて一銭もありませんでした。

ありがたいことに、山根社長のところは出来高払いのようなシステムで週休2日、そのため休みの日はアルバイトで働いてもいいという契約でした。ですから、病院や老人保健施設など、そういうところを回って作業療法士のアルバイトをしていました。

その頃リハビリ職は有資格者が少ないこともあり、貴重な存在で、時給は1万5000円くらいが相場でした。高いところは2万円くらいくれました。初年度から給料と合わせて600万円～700万円くらいはトータルで稼いでいたと思います。頑張れば頑張るほどお金は入ってくる。当時はそういう仕組みだったのです。

その頃、会社だけだと、100%回って月で約30万円の給料になります。それで年間約

４００万円。残りの２００万円は、週末のアルバイトで稼いでいました。

当時は20代の後半で、体力もありバリバリ働けたのです。

山根社長の事務所も創業期だったので、若い療法士たちが夢を語り合いながらみんなで働いていました。「将来こうやってやろう」「ああやってやろう」「こうやって会社をでかくしてやろう」とか。

その頃、私は道に迷っていた自分を快く雇ってくれた山根社長に、本当に大きな恩を感じていました。山根社長に恩を返し、彼を自分が担ぎ上げ、この会社を私がもっと大きくしたいという気持ちで働いてました。

ところが、やっぱり一緒にやっていくと問題が出てくるのです。

0⇒1のビジネスの開拓

山根社長は本当に理解のあるいい人で、いい社長でした。

けれどあるときから、もっと自分の思いどおりに仕事を回してみたいという要求が私の中に生まれてきました。何度もいうように、私にはもともと〝自分で考えて動きたい〟、いやそうしないと〝我慢できない〟というような性質があるのです。

「私に一つどこかのエリアを任せてください。利用者を開拓します。エリアを任せてください」

私は山根社長に申し出ました。

当時でいえば、岡山県をいくつかのエリアに分け、そのエリアのどこかを任せてほしいというイメージです。小さくてもいいからエリアを任せてほしい。

私は、あるエリアの責任者になって新規開拓をすれば、山根社長への恩返しにもなると思ったのです。

実際に私はある利用者との出会いをきっかけにして、新規のエリアを開拓することになります。

そのきっかけは、アルバイト先の老人保健施設に短期入所されていたおじいさんとの出会いからはじまりました。

腰を痛めていた彼は、退所し家に帰るときに「これからもリハビリをしたい」と言いました。そこで私が、「ぼくが家を訪問してリハビリしてあげます」と言ったら「ああ、じゃあぜひ来てくれ」と喜んだのです。そのおじいさんの住んでいる集落は、訪問リハビリ事業の未開の地だったのです。

車で30分をかけて訪問してみると、奥さんは大変社交的なおばあさんでした。

家でリハビリをする際、世間話のなかで、「同じように腰や膝や身体のだるい人が近くにいたら、2、3人いっぺんに診られるんだけどな」と言ったところ、そのおばあさんが何人かに声を掛けてくれて、さらに利用者が集まってくれることになったのです。

訪問リハビリの場合、簡単なケースは1回20分です。脳卒中とか身体に麻痺がある場合は30～40分。非常に重いと60分、それ以上掛かるケースもあります。

しかし週に2回のリハビリを1、2カ月続ければ、たいていは良くなります。そうやってリハビリの効果を示すことで、利用者からの支持を得ていきました。

私はせっかちなほうなので、老人保健施設でおじいさんと出会ってから、訪問リハビリを開始するまでには、2、3週間しか掛かっていないと思います。割ととんとん拍子で訪問リハビリがスタートしました。

一つの集落で利用者が固まっていれば、1日で10数名は診られます。

初めは1日の利用者は3人程度でしたが、ほどなくして1日に13人ぐらいにまで増えたように記憶しています。

このとき初めて、自分自身で事業を立ち上げる経験ができた。人がつくったものを与えられるのではなくて、いわゆる「0から1」をつくったのです。

もちろん正確にいえば、0から1というよりも、0・5ぐらいから1をつくったのでしょうか。最初に既存のビジネスモデルがあって、それをアレンジして自分流に仕上げた。

もともと、何かを学び、その本質をつかみ取って自分の中に落とし込み、さらに磨きをかけてアウトプットする。そういうことをするのは得意だったように思います。また人に自分の意見を話して理解してもらう、そしてみんなを巻き込んでいくのも私の特徴かもしれません。

とある利用者との出会い

訪問リハビリを始めた当初、私にとっては療法士としての原点となるような、ある強烈な体験がありました。

その体験があったから私は今も訪問リハビリを続けているといってもいい。この仕事の本当の意味とその使命感、そして人さまのために「尽くす」ということの本質を、私はこの利用者との出会いから会得したといってもいいと思います。

それはこんな出会いでした。

「せんせい、ぼくのびょうきはなおりますか？」

ある日いつものように訪ねたとある家の一室で、意思伝達装置のモニターにそんな言葉が映し出されました。

目の前には寝たきりになった利用者が横たわっていました。その方は55、56歳くらいだったと思います。まさに人生の脂が乗りきった頂点で突然の病に襲われ、他者とのコミュニケーションの手段はこの意思伝達装置しかないという状態でした。一命はとりとめたものの、自分の生命を維持するにも他人の手に委ねなければならないという、重度の障害を負ってしまった方でした。

その人が必死に打ったモニターの文字を、私はいまも鮮明に覚えています。忘れることはできません。

その方は、身動きできない状態ながら、私に必死でこう語り掛けていたのです。

――この後遺症は回復するでしょうか？

身体は動かないまでも、その脳裏では必死に自分の身体と未来のことを考えている。

そのことがモニターの文字を通して伝わってきて、私は身も心も固まってしまったのです。

この人に私は何と言ったらいいのか？　回復の見込みはないことをどう伝えたらいいのか？　愛想笑いなどできるはずもない。何をどう伝えたらいいのか？

彼が自分の意志でできること。それはこのモニターに文字を写すことだけでした。

けれどこの方は、答えに窮している私を見て、次にこう打ってきたのです。

――しにたい

自分自身で唯一できることを使って表現された言葉。それが「死にたい」だった。

その文字を見て、私は思わず涙が出そうになりました。自分がこの人の立場になれば、やはり死にたいと言うのではないか。けれどこの人は、自分で死を選ぶこともままならない。

その現実に気づいたとき、私は「いっそ死なせてあげなければ」。そんなことすら思ってしまったのです。そうしてこの家を訪問することが苦痛になってしまいました。

それでも私はできるかぎりのリハビリを施術して、その日以降もその家に通っていたのですが、それからはしばしば「しにたい」の文字がモニターに浮かぶようになりました。とはいえ私にはリハビリ以上のことはできないので、もくもくと役割を果す日々を送りました。


ところがそんなある日、座る訓練を行ったところ、この方は初めて座った格好になれたのです。

その瞬間、隣にいた奥様の目からぽろぽろと涙がこぼれました。その涙を見たご本人も、顔をくしゃくしゃにされて声にならない声で号泣されました。

私も込み上げてくるものを堪えることができませんでした。涙をこぼしながら、それまで最も大切なことを見落としていたことに気づいたのです。

それは利用者を「愛する者」の存在とその思いです。

奥様は、たとえご主人様がどんな状態になろうとも、命ある限りは――と、そんな思いで献身的な介護をされていたのでしょう。

その思いにも気づかずに、私は「死なせてあげなければ」などと思ってしまった。そのことを恥じました。

またこの方も奥様の涙を見て、「つらかったのは自分だけではない、妻も一緒に苦しんでいたのだ」と気づいたのでしょう。自分に対する深い愛情を確認し、自分自身の存在と役割に気づかれたのだと思います。

それ以降、この方のモニターからは一切「しにたい」という文字は見られなくなりました。

愛してくれる人の存在や自分を理解してくれる人の存在は、なによりも生きる希望につながる大きな力です。

そのことに気づいたとき、私の目の前にもぱっと光が差しました。

そういう存在とともに利用者がリハビリに打ち込める環境。それが在宅の意味だ。

しかし当時、在宅のリハビリは高齢者を対象としており、彼のように若く重度な方を受け入れるインフラは未整備でした。私は一生の仕事として、在宅ケアの発展に携わっていこう。そう思うに至ったのです。

その日以降、私は利用者と対峙するときは、その方を愛している人の存在と思いを感じながら、その思いを伝えるメッセンジャーとなることを心掛けるようにしました。目の前の利用者を愛する者の思いを想像しながら、向き合っていくことが大切だということを心に刻んだのです。

独立のとき

山根社長の会社から独立したのは、1996（平成8）年の5月でした。

当時、山根社長の会社の療法士は1日の訪問回数も多く、みんなイケイケでした。私の独立のための資金はこのときに貯まりました。

経済的には何の不満もなかったのですが、1995年の秋頃に、社長と私の方針の違いというか、方向性の違いが浮き彫りになってきたのです。自分の意見が通らなかったこともあって、私のなかに閉塞感が生まれてしまったのです。

それまではなんの疑いもなく、会社に尽くして社長についていこうと思っていました。自分としては会社のなかでもトップを目指したかったし、どこかの拠点を任せてもらえるぐらいのつもりで働いていました。

一方で山根社長のほうは、私が入る前に入社していた2名を幹部としていた。序列というか、いちばん初めについてきた人間を当然重視するということもあったと思いますし、そのことは私自身もよく分かります。

私のなかでは、どんどんエリアを任せてくれたら責任者として頑張るのに、という思いがあって、「早くエリア展開しましょう」と言い続けていました。ところが山根社長の判断はそうではなかった。もちろん山根社長なりの方針があってのことですが、そういったことで私のなかでは悶々とした思いがありました。

また山根社長は理学療法士、私は作業療法士。その感覚の違いも大きな問題だったと思います。

作業療法士は心身機能の回復に努めますから、利用者の心の面も大切に診ます。特に私に在宅ケアの意義を教えてくれた利用者との出会い以降、その思いは強くなっていました。当初から感じていた若干の方向性の違いはどんどん大きくなっていったのです。

体の機能を回復させるための施術は必要なのですが、それだけでうまくいくとは限りません。当たり前のことですが、自分の体を動かすのは、自分にしかできません。そしてそこには前向きな意志が必要なのです。多くの高齢者は体を悪くすると、「もう年寄りだから、無理だ」と自立することをやめてしまうケースが目立ちます。その「心」を変えて新たに前向きな「心創り」を支援しなければいけないのです。

山根社長の会社の療法士は私以外の全員が理学療法士で、そのため運動療法を主軸とする治療法の方向性の違いを感じて、居づらくなったのも確かでした。こればかりは仕方のないことです。

同時に自分のなかにも独立への思いがふたたび湧いていました。やっぱり一度は独立してやってみたい。自分の力を試してみたい。高校を卒業する頃、なんとなく心にあった

「一国一城の主」という姿への憧れがよみがえってきたのです。

退職を申し出るときには、山根社長を誘って飲みに行き、その場で本当に申し訳ないと頭を下げました。

こうして山根社長とは4年目に袂を分かつことになりました。

私は山根社長がいたからリハビリの世界に戻ることができ、自分なりの本物ケアを追求するビジネスができている。感謝してもしきれません。

しかし私が経営者となったことで、時を経て、今度は同志として手を組むことができるようになる日がくるのです。

ふたたび熱く濃くなった私と山根社長の関係が、リハビリ業界のための闘いへと続いていくことを、このときの私は知る由もありませんでした。

第3章 VS偽物ケア

利用者を寝たきりにさせない「本物ケア」を確立

創業

独立したとき、私は創業の原点になった思いを訪問リハビリの事業所名に託しました。

「創心会在宅ケアサービス」

創心とは、「心」を「創る」という意味。

利用者の心が前向きになっていなければ、どんなに優れた施術を行っても、効果が出にくい。むしろ、利用者の心に希望をもたせるところからリハビリは始まるのだ。利用者の諦めてしぼみかけてしまっている心を前向きな方向に創る。

そのために主体変容の精神で、自らの心創りを行うという想いを込めたのです。

私はそうして訪問リハビリの普及を目指しつつ、来るべき高齢化社会への対応として、さらに介護事業参入の検討にも入っていました。

利用者の中には、生活支援や簡単な運動指導で自立につながると思われるケースが少なからず存在し、そういう方へケアスタッフを派遣して対応しようと思ったのです。

しかし介護の事業は経験がなかったので、私はまずジャパンケアサービスのFCに加盟し、訪問介護事業を学ぶことにしました。

一方、訪問リハビリの仕事のほうは、すでに十分な経験がありましたし、利用者の喜ぶ顔も見てきましたからニーズがあることは分かっていました。

実際に利用者もどんどん増え、次の年には私の仕事がすぐ手一杯になったので、療法士をもっと増やしたいとまで考えるようになりました。

この頃の私の働きを知る、現在、創心會の取締役を務める廣田は、当時の私のことをこう語っています。

「二神先生（今は社長と呼びますが、当時私はこう呼んでいました）は、まさに馬車馬のように働いていました。午前中はとあるクリニックのデイケアのリハビリ部門で約20人を診て、午後は訪問で約10人を診る。私は当時作業療法士の資格を取る学校に通っていたのですが、折に触れて現場をご一緒させてもらっていました。今、そんな数の利用者を診る療法士なんていません。隣に看護師を助手としてつけて、指導しながら患部をリハビリする。まず全身を評価（アセスメント）して的確なポイントを突いて施術する。体幹が弱いのか下肢が弱いのか、その見極めによって施術方法も異なります。二神先生は、特にその指摘が的確だと、信頼が厚かったのです。みんなが『先生』と呼んでいたから、私は今も二神先生と呼んでしまうのです。午前中の病院では、全員のリハビリが終わるまで昼食にならない。みんな二神先生の施術が終わるのをじっと待っている。緊張感と熱気に包まれていました」

廣田とは彼が老人保健施設にいた当時に知り合いました。当時彼は保育士で、私との出会いをきっかけに作業療法士になるといって仕事を退職し、なんと4年制の学校に通ってくれたのです。当時は人手が足りなくて足りなくて大変なときだったのですが、彼が卒業して戦力になってくれることを祈って、私は時間があるときには現場につれていったのです。彼はさらにこう振り返ります。

「二神先生は利用者のカルテをよく読んでいました。利用者の住所を確認し、山がある地域なのか、平野なのかを確認する。山のある地域に住んでいる人は、施設の中で10分歩けたとしても、自宅地域に帰ると歩行が困難だ。平野の人ならばこれくらいで大丈夫だと、あくまでも自宅で自立できることをイメージして施術するのです。そういう事前情報が大切だと、何度も口を酸っぱくして教わりました。このことは私にとって大きな学びでした」

廣田が言うとおり、私はこの頃から「自宅で自立できること」を最大の目標にしていました。今使っている「本物ケア」や「ホープ目標型サービス」という言葉はまだありませんでしたが、人間の身体の残存能力を信じて発展させていく。元には戻らなくても自立できるようになるという信念は、この頃からもっていました。

それはもしかすると、若い頃空手をやり、超人的な動きや体力を体験していたからかもしれません。人間の潜在的な力は素晴らしい。目標をもてば必ず叶う。これまでの私の経験が、私のリハビリには生きていると思います。

包括ケアの萌芽

その頃の廣田の記憶では、私は訪問に出掛けるときはダイハツの「ムーヴ」に乗り、後部座席は荷物でいっぱいだったそうです。こう語ります。

「車の後ろには、杖やコルセット、夏場には頭を冷やす保冷材、クーラーボックス、あるいは利用者のご自宅の浴槽を直す道具や手すりをつけるドリルなど、とにかくありとあらゆるものが積まれていました。

利用者の家に行くと、二神先生は利用者に提案するのです。『この浴槽は高過ぎてまたげません。でもあと10センチ台座を高くすればまたげるようになる。それをしませんか？』と。利用者が『そうしてください』というと、その日のうちに、鋸と板を出してきてその場で台座をつくってしまう。あるいは手すりがあれば階段を上れるという利用者には、その場でつけてあげる。もちろん必要以上にはつけません。その人が自力でできるぎりぎりのところを道具でカバーする。そうやって家庭で自立できることを最大の目標に、施術もすれば修理や工事もやる。どこで身につけたのかドリルも扱うし、タイルを割らないようにコンクリに穴を空ける技術ももっていた。私は感心するというよりも不思議な人を見るような思いで、先生の仕事ぶりを見つめていました。

しかもそれが朝の8時から夜の9時過ぎまで続くのです。ついていくのが大変で、実は私のほうが倒れそうでした」

こうした私の姿を見ていたからでしょうか。その後、作業療法士となった廣田は、型破りともいえるサービスを提供し、利用者やその家族から非常に頼られる存在になっています。

まさに彼にしかできない、サービスや利用者との関わり方は、サッカーでいうファンタジスタのような存在で、何人もの学生が、廣田に憧れて療法士への道を志し、入社してきてくれるようになるのです。

介護保険の誕生

介護保険制度ができる前までは、利用者を治療した報酬は、病院に支払われる診療報酬が中心でした。しかし、２０００年の介護保険制度によって、介護に関わる報酬が切り分けられ、リハビリも介護報酬のなかに組み込まれるようになったのです。

介護保険が導入された年、私は訪問看護ステーションを開設しました。この開設には、事業所名をめぐってひと悶着があったのです。介護保険制度施行の前年には開設申請の受付が開始され、私も勇んで申請を行いました。通常は３カ月、遅くとも半年で認可がおりるはず。しかし私の場合は９カ月もの期間を要したのです。実は、申請した事業所名「創心会訪問看護リハビリステーション」のリハビリという文言が、議論をよんだのです。私は理念の訴求と、周知のために「リハビリ」という文言は譲れない、と応酬を繰り広げました。しかし結局、譲らない限り認可はもらえないということになり、名より実をとるという形になりました。正式に事業所名にリハビリを入れることができるようになったのは、２０１４年のことです。

その頃、岡山県内で訪問看護リハビリ事業を行っていたところはほぼありませんでした。ところが地域の利用者は、介護保険導入と同時に急増していきました。私たちの活動も徐々に知られるようになっていきました。

それまでは、身体が不自由になっても、自宅でお風呂に入るための訓練や治療、リハビリをしてくれるサービスはありませんでした。ところが私たちが家庭でもリハビリを行うことによって、日常生活の動きが１人でスムーズにできるようになる人が少しずつ増えてきたのです。

事業所名にリハビリを盛り込むことはできませんでしたが、私たちのサービスが風の噂で広がることによって、自立のためのリハビリ自体の啓発活動にもなりました。

実際に療法士にちょっと来てもらって身体を動かしてもらうことで、筋肉がこんなに強くなるんだとか、ベッドの配置を変えるだけで、自分でベッドへ移動し寝起きできるようになったとか、ポータブルトイレを変えるだけで、自立して生活できるようになったという事例が増えてきたのです。

それまで利用者は、お風呂やトイレに１人で入れない、家の中を自由に動き回れないという不自由な生活を年齢や病気、後遺症のせいだからしょうがないと諦めていたのです。

リハビリがいいと知っていても、病院に行かなければ受けられない。病院に行くには家族の付き添いも必要だし、毎回外来の受付で並んで、長時間待たされ半日仕事になってしまう。そういうような状況でした。それでは行きたくないというのが一般的だったのです。

私はそんな利用者や家族を取り巻く状況に目を向け、訪問看護リハビリで一人ひとりの家庭を回るだけでなく、リハビリを受けに来てもらうことで、さらにより多くの利用者を救いたいと、民家を使用したデイサービスも始めることにしたのです。

リハビリ特化型のデイサービスの開始

すでに述べたように当初私は、デイサービスに否定的でした。もし自分が利用者だとしても通いたいとは思えなかったのです。

当時のデイサービスでは、保育園の延長みたいなプログラムが横行していました。なぜ通ってくる高齢者に歌を歌わせたりお遊戯をさせたり、子どものお誕生日会のような、安っぽい飾りつけで室内を彩ったりする必要があるのか?

さらに、利用者に対する接し方にも違和感を覚えていました。介護するスタッフはまるで母親のように、利用者を「○○ちゃん」と呼んだり、あだ名をつけて呼んだりする。当時は介護施設の職員のなかに、保育士の資格をもつ女性が多かったこともその理由だと思います。

これは、長い人生のなかでさまざまな経験則をもっている高齢者に対する環境や接し方への違和感という問題だけではありません。

一般的に、身体に不自由が発生すると、人間は身体だけではなく精神的にもダメージを受けます。それまで何でもできていた自分を100とすると、今の自分は全盛期の40〜60くらいの人間だと思うようになってしまい、無意識に自分を守る防衛本能が働きます。急に甘えるようになったり、わがままになったり、「自分にはできないんだから助けてくれて当然じゃないか」と依存的な考え方になります。これは「退行現象」といわれるものです。

こうした「退行現象」に、先ほどのデイサービスのような環境と接し方が結びついたらどうなってしまうでしょうか。必然的に利用者とスタッフの間に、共依存の関係が生まれてしまうのです。

依存の反対語こそ、「自立」です。この共依存関係が続けば、利用者は自立とは真逆の方向に進み、できることがどんどん減っていき、寝たきり状態に近づいていくのです。

もちろん介護保険制度以前から、こういう女性たちが高齢者の介護を支えてくれていたことには感謝しかありません。決して悪気があるわけではなく、本当に高齢者を愛してくれていた結果だったと思います。

けれど現実を見れば、育児の延長とも思えるお世話型介護の蔓延が、利用者の自立からはほど遠い介護環境をつくりだしてしまっている。利用者の病的な退行現象を進め、スタッフへの依存を引き起こし、その状況を増長させてしまっている。

そのことが早くから見えていただけに、私はリハビリに特化したデイサービスを徹底したかったのです。

最初に開業したデイサービスの場所は、普通の「民家」でした。

お金がないからという切実な事情はありましたが、私には違う目的もありました。

「利用者は民家で生活しているのだから、ここで自立できるようにしないといけない」

リハビリに力を入れていると称するデイサービスを見ても、整備された広く真っ平な廊下や広いホールで歩く練習をしています。ところが自分が生活する家の中で自立を目指すとなると、その条件が違ってきます。広い家もあれば狭い家もある。マンションもあれば古い木造の一軒家もある。利用者の生活環境によって歩き方も違えば、使う筋肉も違います。そういうことを考えれば一度は療法士が家に行って利用者の居住環境をチェックしないといけません。

狭い二階建ての家と広い田舎の農家では、必要な動作が異なり、使う筋肉も鍛える筋肉も違います。家に合わせてオーダーメイドのリハビリをしないと自立支援にはならないのです。

そういう意味で民家を借りて、介護や医療業界から見れば、いわば劣悪な環境で自立を目標にリハビリを始めたことは非常に意味のあることでした。利用者にとっては、環境の整ったモデルルームでリハビリをやっても仕方ない。はじめこそ資金面から「民家」という選択肢を考えたものの、まさに禍を転じて福と為す、ということになったのです。

その後、自社で施設を建てることになっても、一般的なバリアフリーのデイサービス施設ではなくて、あえて「自宅で自立する」という、私が目指すサービスに則した建物をつくりました。

通常であれば、介護施設やクリニックを専門につくる業者に依頼するのですが、あえて一般のハウスメーカーに依頼して、「バリアアリー」の施設をつくったのです。階段はある、お風呂は狭い、廊下も車椅子は通れない、上がり框はあるといった普通の家の環境を再現したスペースです。でも、そこで自立して生活できるような「不親切」なリハビリを行うことで、どんなに多くの利用者を自立に導けたことか。

一般的に考えればより多くの利用者を集められる、バリアフリーの効率的なデイサービス施設をつくっていたと思いますが、あえて「日常生活」にこだわった施設を建てたことで、さらに本物ケアのポリシーが強固になりました。

不親切なデイサービスの普及

デイサービスを立ち上げた当初、経営状況は厳しいものでした。

訪問看護リハビリ事業のほうは評判が良かったものの、デイサービスでは、なかなか売上があがらない状況でした。

他の施設が大きく立派な建屋で「至れり尽くせり」のサービスを提供しているのに対し、自分の家と同じような民家で、動くトレーニングをさせられる。それが利用者のためなのですが、なかなか理解してもらえず、私たちのデイサービスに利用者は集まりませんでした。

恐らく利用者は、お世話型のリハビリをイメージしていたのでしょう。

経験者はお分かりでしょうが、例えば病院に行くと患者は「いらっしゃいませ」とは言われません。会計を済ませると「お大事に」とは言われるかもしれませんが、「ありがとうございました」とは言われない。それは医療行為だからです。

考えてもみてください。風邪を引いて病院に行って医師に「いらっしゃいませ」と言われたらなんだか不思議な気持ちになるでしょう。帰るときに「ありがとうございました」と言われても変な気持ちです。「来たくて来たわけではない、また来たくないよ」と言いたくなります。

あるいは人によっては、病院のスタッフの待遇には、なんとなく「冷たい感じ」を受けるかもしれません。そこにはあまり「ホスピタリティ」は感じない。そんなことよりも一刻も早くこの熱を下げてほしい。この症状を治してほしい。

なぜなら病院は、国家資格の医師免許を持った「お医者様」に「病気を治していただく」ところだからです。

ところが民間のリハビリ施設に行き、「利用者」になった瞬間、とたんに待遇は変わります。

入り口を通った瞬間に（あるいは自宅まで迎えに来てくれる車に乗った瞬間から）「いらっしゃいませ」「こんにちは」「ようこそ」と、スタッフからは明るい声を掛けられます。もちろんスタッフも国家資格をもった看護師だったりケアスタッフだったり療法士だったりするのですが、民間企業だからホスピタリティをあげることに必死です。利用者にとっては、まさに天国のような状態だと思います。利用者が帰るときには「お疲れさまでした」「さようなら」と手を振ってくれる。そこには「サービス業」という基本理念がある。だから病院とは比べ物にならないくらい温かな対応なのです（もちろん昨今の病院ではホスピタリティの高いところもあるとは聞いていますが）。

しかし創心會では「不親切なケア」こそが利用者の自立を促す「本物ケア」という哲学をもっていますから、決して楽に過ごせるわけではありません。額に汗をかき、時には辛く感じても、鍛えるべき部位は鍛えていく。

もちろん全体の雰囲気は、ホテルのようなサービスを目指しています。ましてこれまでの「介護型施設」にみられたような、幼稚園のような「壁飾り」などはありません。どんなに認知症が進んでも、障害が重くても、利用者の個性と人格を尊重して、崇高な個人として遇する。その哲学を徹底しています。

しばらくは創心會のデイサービスを理解していただくための辛抱の時期が続きましたが、訓練した人のなかには、自分でお風呂に入れるようになったり、歩けるようになったりする人がどんどん出てきました。なかには買い物に行けるようになる人まで出てきた。

そういう「自分でできた！」という喜びは何ものにも変え難いものがあり、その評判は徐々にですが広まっていったのです。

そこから順調に利用者は増えていき、２００３（平成15）年には今の茶屋町に本社事務所を建てることにしました。それまでは民家を借りてデイサービスを行っていましたが、初めて自前でビルを建てることになったのです。認知症の方の共同入居施設であるグループホームもそのときにつくりました。

自社ビルというほどのビルではないですが、売上が2億５０００万円になり、３億円の借入ができました。

世間の信用もだんだんとついてきたということだったと思います。

「リハビリ前置」のケアを追求する

私は介護保険導入で、一躍脚光を浴びた介護業界に問題を感じていました。介護を必要とする利用者に対し、立派な施設で細部まで気の利いた「至れり尽くせり」のサービスをすることによって、利用者の残存能力を衰えさせ、寝たきりにしてしまう。あるいは、それ以前の子どもの遊びのようなプログラムでお茶を濁している。そういう現実に腹が立っていたのです。

しかしもちろん、私が掲げた「リハビリ前置」を前提とした介護とリハビリの融合は、世間一般からしてみれば、なかなか理解し難いものだったでしょう。

当時、お世話をするという意味でとらえられていた介護と、利用者が自立のために進んで行うリハビリは、真逆にある考え方だからです。

私たち療法士が目指すのは、あくまで利用者の自宅での自立です。やりたいことが１人でできること。誰かの手を借りながらでも、生活が営めることなのです。

よく海外の発展途上国を支援するときに、「魚の捕り方を教えるか、魚をあげるか」という議論があります。まさにその違いです。貧困に喘ぐ発展途上国を支援するのに、魚の捕り方を教えるのか、捕らえた魚をあげるのか。介護というのは、魚をあげるイメージです。一方リハビリは、魚の捕り方を教えます。釣り竿はこれがいいよ、船はこれがいいよ、糸を垂らす潮目はこのときがいいよとレクチャーして、療法士がいなくなっても魚が捕れるようにする。

それを学んでも今すぐに魚を食べてお腹一杯にはならないけれど、その代わり自分で捕れるように支援するのです。教え終わったら役目は終わるため帰っていく、というイメージです。

また初めの頃、なかなかデイサービスに利用者が集まらなかったのは、ケアマネジャーという存在にも理由がありました。

ケアマネジャーとは、要介護者やその家族からの相談に応じ、どのような介護がいちばん良いのかを考え、ケアプランを作成して要介護者と介護サービスの仲介を行うのが仕事。ケアマネジャーの資格は国家試験に合格することはもちろん、医師、薬剤師、看護師や理学療法士、作業療法士、社会福祉士、介護福祉士などの実務経験が3年以上という要件があり、圧倒的に介護職出身の人が多かったのです。実務で経験を積んだあと、上位職としてケアマネジャーの資格を取るという流れができていました。

そのため、どうしてもお世話をする介護という意識が強く、例えばお風呂に入れない方がいたら、「じゃあケアスタッフを入れて補助してもらいましょう、ケアしてもらいましょう」となり、なかなかリハビリに特化した私の施設を紹介していただけないという要因もありました。

もちろん利用者の自立ということを考えず、ただ居心地よく、満足いただくことだけを考えるなら難しいことはないのです。自立を考え、利用者のリハビリを行うということは、利用者の転倒などによるケガや誤嚥などのリスクもありますし、当然スタッフにもより多くの労力を必要とします。ある意味、利用者をずっと〝座らせている〟だけのほうが、ラクですし手間もないのです。

私はそれが分かっていましたが、利用者のためを思えば、時間はかかったとしてもリハビリ前置に徹するということを固く心に決めていたのです。

多くの介護施設では、利用者ができることまで危険だからと取り上げてしまいます。そうすることで利用者は、何でもやってもらおうという気になり、どんどん動かなくなり、寝たきりへと突き進んでいく。

私は最期の時間を寝たきりにさせたくない。

何歳になっても、なりたい目標や叶えたい希望をもち、なるべく人の手を借りないで自由に動き、生活して欲しい。読者の皆さんも、大切な自分の両親だと思って考えてみれば、当然そうしてあげたいと思うでしょう。

「本物ケア」は、ただ組織を広げていくことではなく、本当の「利用者ファースト」を模索するなかにしかない。

私は介護保険制度を機に混沌とする介護業界の様子を見ながら、改めて心に誓いました。

人財を開拓する

本物ケアを追求、展開していくにあたり、欠かせないのは「人財」です。

私は人材をすばらしい財産だと考え、「人財」という言葉を使っています。

創心會の「會」は、設立当初は「会」という字でしたが、理念を共有したスタッフが同じ屋根の下に集まるイメージを表現するために、旧字を用いた「創心會」に改名しました。

本物ケアを理解し、実現するための介護リハビリチームをつくりたい。

作業療法士や理学療法士だけでなく、介護業界のあらゆる資格者を集めてトータルに利用者をケアする。各職種でしか持ち得ない視点と技能を集結させたい。そのために私はまず、周囲の関連職種の人たちや、当時お付き合いしてた人たちなどに声を掛けながら、ケアチームをつくることを目標に掲げました。

のちに厚生労働省より地域包括ケアが打ち出され、地域の複数の事業者が連携し地域の高齢者を支えるという新しいサービスや概念が生まれますが、そのずっと以前から、私は地域全体で高齢者をケアするという構想をもっていました。それが今日の創心會の活動につながっています。

起業した頃から、私は療法士だけでなく介護士、社会福祉士、看護師、いわゆるコ・メディカルの仲間たちとのネットワークを意識してつくるようにしていました。

当時、倉敷市に「地域ケアネットワークの会」というものがあり、そこに入って勉強会に参加し、人間関係を築いていたのです。その関係が効いてきました。

コ・メディカルとは医療関連職種のことを指します。こういう人たちとのネットワークが広くないと自分の仕事はだめだと思っていました。私が現在築いている横断型の介護ビジネスの原型は、この人間関係にあるのです。


また当時、新卒の作業療法士や理学療法士を採用するのはほぼ不可能でした。前述の卒業生の就職事情は、私が起業した後も、このリハビリ業界を支配していたのです。私は「洗脳教育」と呼んでいますが、療法士を養成する教育機関では、「資格を取ったら病院で働け」ということばかりを教えていた。病院以外は職場ではないと、公然と養成学校の先生たちが口にしていたのです。

もちろん業界内でも私たちのような独立開業している療法士自体がナンセンス、非常識という扱いでしたので仕方ない部分はありますが、療法士の養成学校に行って求人募集を出しても、まったく相手にされませんでした。

それほど採用は難しかったし、世間にも認知してもらえなかった。順調に採用ができるようになったのは、介護保険が誕生して何年か経ってからです。

ケアミックスという発想

人材難もあったため、私は介護業界という大きな枠組みのなかでいろいろ考え、日常生活の行為を通じての運動指導という形で介護職にも関わってもらおうという発想に早くから至ったのです。自分のなかに「ケアミックス＝複合的な総合ケアサービス」という思想が生まれてきたときです。それが今の創心會グループにつながるのです。

もしも創業当時、必要十分に療法士を採用できていたら、私の会社は今のような形にはならなかったのではないか。あるいはなるにしても遅かったのではないかと思います。

そのときに新しい人財は採用できなかったけれど、周囲の利用者はこういうケアを必要としている。ならばいろいろな介護業界の職種の人たちがいるのだから、彼らと協力し合うことで、もっとクオリティの高いサービスを提供できるのではないか。そういうことに気づいたのです。

だから、私はしきりに「多職種協働」「総合ケア」という言葉でビジネスモデルを語っていました。ただ当時は縦割り行政の影響もあり、訪問看護／介護／リハビリは事業所内でしっかり区切れ、そういう指導がされていました。制度に基づいた指導ありきで、なかなかケアミックスという考えは受け入れてもらえない状況にあったのです。

それでも在宅ケアというなかで多様な職種が関わる。リハビリがあって、介護があって、看護がある。それを実際に図に描いたりもしていた。とはいえ、その理想を描いてから、それを実現するまでには、とても苦労しました。

飲み会でのスカウティング

創業の頃、私は頻繁に飲み会を開いては、自分の理想の介護リハビリを描いた紙を参加者に見せていました。

「こんなことやりたいんだけど誰か一緒にやりたい人いない？」

業界の異なる職種の人たち、「地域ケアネットワーク」の人たちや、老人保健施設の人、関わりのあった人たちを集めては、そんな会話を繰り返す日々でした。

そんな活動を続けていくと、興味を示してくれる人がいて、彼らはその後入社してくれた。あるいはその構想に理解を示してくれた人が、利用者をずいぶん紹介してくれました。

もちろん理解してくれない人もいました。でも私はそういう人のことは気にしなかった。かなり一方的に自分の思いを喋っていたのだと思います。

当時はまだ30歳。

周囲に集まっていたのは20代半ばくらいの子が多かったので、若い子ほど熱心に聞いてくれていた記憶があります。

当時の私は、この業界ではきっと珍しい存在だったでしょう。

服装は医療・介護の業界の人に比べればかなり派手でしたし、そんな人間がこんな真面目な話をするのかと面白がられたのかもしれません。

松山で不動産をやっていたバブルの頃の鎖柄がついたようなシャツに、テロテロのスラックス、それにとんがった革靴! まあ当時はそんな服しか持ってなかったのですから、仕方ありません。

そもそもこの世界に入る人で、独立して自分の会社をもつとか、それをグループで広げていくとか、要するにビジネスとして成功しようと考える人は少ない時代でした。もともと学校を卒業して仕事を選ぶときに、「手に職をつけたい」と考える職人志向の人が選ぶ傾向の職種でしたから、ビジネス志向の人は少なかったのです。

理念を掲げること

独立する前、私も若かったので、大きな夢がありました。

大好きだった矢沢永吉が、キャデラックに乗って角のたばこ屋にたばこを買いに行くという話を聞いて、自分もキャデラックに乗りたいと憧れていました。今考えると本当に笑ってしまうような、幼い野心もありました。

利用者の自立を手助けして、最高の笑顔を引きだしたい。そんなやりがいのある仕事をしながら、自分も、そして周囲の人もみんなで稼げるようになりたい――。

バブル崩壊を経験し、個人的にも松山で不動産に手を出して大失敗もしていましたから、お金がすべてではないということには気づいていました。バブルが弾けて消えていった経営者たちも多かったし、そのなかで頑張って生き残っていく人たちの経営スタイルも見ていました。お金は大事だけれど、それ以上に「なんのために」事業をやるのか、そのビジョンや理念というものがなければ事業は続かない。目の前の金に目がくらむような経営では決してうまくいかないし、そうあってはいけない。

だから私は当時、経営や自己啓発系の本を手当たり次第に読みまくり、独学で学んでいました。そして、正しい考え方とモチベーションを高くもつということが、いかに大事なことかと考えました。日々の子細な行動に神が宿る。手帳には細かく自分の行動や目標を書き記すようにしていました。

人生や経営に大切なことへの気づきとしては、決して早い目覚めではなかったかもしれません。

でも人生に遅すぎるということはない。いつでも、何歳からでも大丈夫です。

大切なのは気づいたことをやり通すか否かなのです。やり通せば必ず人生は変わります。

それは普遍の真理だと今も思っています。

人を育てる

人材難を乗り越えて訪問看護リハビリ事業とデイサービス事業を始めた私は、入社してくれた人財を大切にしないといけないことは骨身に染みていました。だから「人を育てる」ことに関しては当初から最大限の努力を払ってきました。

理念を掲げることは、働くスタッフに対しても意義のあることです。

医療や介護の職に就く人の多くは、報酬を得るためだけに働いているわけではありません。

皆、何らかの問題意識とか、コミットメントをもってやってくる。やりがいを求めているのです。

だからこそ、やりがいを提供してあげることも経営者の役目だと思っています。

１００人いれば１００通りの利用者の状況に合わせ、スタッフたちが試行錯誤していく。そこにこそ、やりがいが眠っているのです。「本物ケア」の醍醐味なのです。

今、私の会社のなかには、社内の表彰制度や研修制度、社外の研修制度や研究発表制度などたくさんの「人財育成カリキュラム」があります。

それは創業当初から続けています。経営的な視点でいうと、職員が一生使える知識を身につけられるよう、利益の一部を研修費に充てていたわけです。創業期のお金がない時期に研修費を捻出するのは大変でしたし、これまで人財育成のために使ってきた費用は決して少ない額ではありませんが、職員にとってプラスになると信じて続けてきました。

２００１年に入社し、現在は他社の役員として活躍しているあるスタッフは、そうした「人財育成カリキュラム」で得た知識や技術が役立ち、現在の仕事にも活かせているといいます。

「とにかく初期の頃から教育活動は熱心でした。全国でもあれだけ研修が充実しているところはないのではないでしょうか。外部の業界から来る講師が多かったことも、すごく刺激になりました」

２０００年頃は特にリハビリの現場に関する研修だけでなく、チームをまとめていくマネジメント研修や、経営理念やスピリットに関することを学ぶ研修なども多く行っていました。講師は私自身が務めることもあれば、当時の役員や外部講師の方にお願いすることもありました。

研修は忙しいときでもほぼ毎月実施していました。けれども、予算がなく有名な講師は呼べませんでした。呼べたのは、近所のリハビリの先生くらいでしたが、組織の規模が大きくなるにつれて予算ができ、外部からの講師も呼びやすくなりました。

当時の私は、本当に良い人財を育てたかったのです。自分の仕事を助けてくれる人、将来組織が大きくなったときに幹部になってくれる人、自分のビジョンを共有できる人。

そういう人財の教育に費用を掛けるのは、何も惜しいと思いませんでした。利益を給料に反映させるよりも、将来にわたって生きる力をつけていってほしい。特に地域で動くので、リハビリする力もいれば１人で仕事をデザインする力もいる。社会人としてのスキルもいるし、チームをまとめる俯瞰した視点や地域に発信する力も必要だ。

リハビリや介護は専門のみに偏りやすい職種ですが、利用者だけを診ておけばいいというのではなく、総合的な知識をもった人財育成を目指したのです。

この頃、創心會の創設から早い時期に入社してくれた新卒の若者がいます。

今は立派に創心會の幹部になってくれていますが、当時の会社の状況を知っている、取締役の田中です。

彼は医療福祉系の大学を出て、介護福祉士としての入社でした。入社前から創心會との関係があったという「縁」のある人です。

田中は創心會との出会いをこう語ります。

「私は大学浪人時代に母親が脳梗塞で倒れました。母は3カ月入退院したあとで、創心會の訪問看護を受けていました。その姿を見て、まだ自分は親に恩を返せていない、このまま卒業後に両親をおいて都会に出て行ったらいけないなと思い、地元の大学で介護福祉を学び、創心會に入社することにしました」

とはいえ母親の体験からそのまま創心會への入社を決めたのではありません。田中は大学時代に、いくつかの病院や福祉施設を見学したり、インターンを体験したりしたと言います。

「そのとき、創心會の現場を見て、〝嘘をついていない〟と思ったんです。リハビリ施設内には本当に手すりがないし、車椅子を使わずに歩行訓練をしていました。自立型のケアが大切と教科書では習っても、そうではない施設も多かったですから。そういう点で私の介護リハビリに対する理想とマッチしたんです」

田中は入社早々から、研修等の後にレポートを書かせると、いつも私に対して『ここに創心會の課題がある、ここはこうしたほうがいいのでは?』と自分の考えを書いてきてくれました。その頃は毎晩のように若手スタッフと飲み会をやっていましたが、そこでも私が語る将来の夢やビジョンを熱心に聞いてくれた。

彼が入社した2000年代の半ばは、毎年のように事業所が増えた時代で、彼も2年目には事業所の責任者になってもらったはずです。彼はそこでの出来事をこう振り返っています。

「入社後は、あるリハビリ倶楽部に着任しましたが、まだ人手も足りないときで、新人の私にも大きな仕事が任されました。そうして責任をもって働くことで、私は創心會の理念を学びながら、自分なりの介護リハビリへの思いができあがっていったのです。施設は私の実家の近くだったので、利用者のみなさんも温かく見守ってくれました。そういうこともあって私は頑張れたと思っています」

田中のお母様は、脳梗塞からの退院当初、思うように身体が動かず、炊事洗濯ができなくて自分を責めていたといいます。けれど「本物ケア」を続けたことで、できないところに目を向けて回復のためのトレーニングに前向きになった。それ以前は家事などには目もくれなかったお父様も、まだ小さかった田中の妹のために、毎朝台所で料理をするようになった。大学生だった田中も炊事をして、家族が協力するようになった。

「家族みんなで協力するようになって、かえって家族が〝ええ感じ〟になりました。コミュニケーションが良くなった。両親は犬を飼って、2人で散歩するのが楽しみなようでした」と、振り返ります。

やがてお母様は、彼が学校から帰ってくると、

「今日は家の中で歩けたよ、階段が上れたよ」と明るい声で報告してくれるようになりました。今では69歳になられたそうですが、歩くスピードはゆっくりでも炊事洗濯も1人で行い、週末には家庭をもった田中の家に来て、2人の孫のために料理を作ってくれる。最近お得意なのはロールキャベツなのだそうです。週1回の訪問看護リハビリを受けながら、穏やかな生活を営まれていると聞きました。

「両親がおじいちゃんおばあちゃんらしく暮らしていて、私が岡山に残った意味がありました」と、田中はいい笑顔を見せてくれます。

普段の仕事では営業本部長という大役の上に「人の採用と教育がうまくいっていないと

思います」と自ら申告して、人事部長の重責も担ってくれています。彼が人事を担当してから、それまで15～20％あった離職率が３％台に下がりました。人事評価制度も教育カリキュラムも、格段に良くなったからこその数字です。

私のことは、こんなふうに語ってくれます。

「二神社長は人に対する思いが熱いし、社会矛盾に対する怒りも大きい。本物ケアという理念を掲げて、利用者、スタッフの力をうまく引き出してくれています。母も私も、その力を引き出された１人だと思っています。今度は私の番ですね」

その頃入社してくれたもう１人のスタッフの声も紹介しておきましょう。

今、本部の幹部として活躍してくれている河﨑です。

彼と出会ったのは今から17年ほど前の２００４年のことです。河﨑は、公務員となって市役所で福祉の仕事に就くことを目指していたそうですが、臨時職員として１年ほど働いたとき、「実際の現場に出て福祉がしたい」と思ったそうです。そして福祉を学ぶのであれば、まずは高齢者の介護の現場で働くのがベストと考え就職先をいくつかあたっていたといいます。そしてある会社から内定をもらいましたが、ちょうどその頃に、県が運営する福祉人材バンクから、私の会社の求人案内が来たそうです。

河崎は当初、私の会社のことは全然知らなかったといいます。ただ、彼の自宅の近くに新しい施設を出したばかりだということをホームページで知り、とりあえず面接だけ受けてみようというくらいの気持ちで応募したそうです。当時のことを、河崎はこう語っています。

「興味本位で面接を受けに行った、という実は失礼なスタートでした」

介護保険がスタートしてまだ４年目。創心會のデイサービスを始めて３年。喉から手が出るほど人財が欲しい頃でした。

そのとき、河崎を面接したのは私自身でした。彼は私に遠慮なく、自分の介護に対しての持論や疑問、思っていることをぶつけてきました。

彼は私に、

「利用者のための個別ケアが大事だと学校でも教わるし、各施設も宣伝しますが、実態が伴っているところなんて見たことがない」

と言いました。

その当時、河崎の祖父は「要介護５」の状態で実際にデイケアに通っていたそうです。

河崎は、施設に通ったことであっという間に祖父の身体が衰えていくのを、身近で見ていたのです。たまに利用料を払いに河崎がデイケアに行っても、祖父はレクリエーションをしている輪の外で車椅子に座らされ、ずっとうずくまっているのだと、彼は私に言いました。

「祖父は確かに手間がかかる存在だけれども、リハビリをしていると言われても全然良くなっていかない。個別ケアがされている様子なんてない。現実にはそうなってしまうのではないでしょうか」

私は河崎の言葉に、間髪入れずに同感だ、そう思うと答えました。

河崎は私が共感したことを「ありがたい」と言ってくれた後、もし創心會に採用されて入社し、「現実は違った」ということになれば、時間の無駄だと言い、現場を見学させてほしいと申し出ました。

後から聞くと、そのとき彼は、興味本位というか偵察くらいの気持ちで受けに来ていて、受かるつもりは毛頭なかったそうです。むしろ不採用にならなきゃ困る、落とされなきゃいけない、と思って必死だったらしいのです。

しかし、当時の私は彼の心情を知りませんから、喜んで「どうぞ」と言いました。今は常務取締役になっている大石を案内人につけ、面接後すぐに、本社のデイサービス施設を見学してもらったのです。見てもらったのは、「リハビリ倶楽部」という当時のデイサービスの一号店でした。

そこでは、利用者たちがスポーツクラブでトレーニングをしているかのごとく、自分のトレーニングメニューをチェックしながら縦横無尽に、アクティブにリハビリをしていました。河﨑の目にその光景が飛び込んだとき、彼は「自分の理想が実現している」と思ったそうです。

しかし、彼は彼で不採用にならなければいけないということばかりが頭にあったため、帰り際に、見送りの大石に「自分のなかではこれ以上ないくらい憎らしいこと」を言ったそうです。どんなことかというと、

「これだけの手厚いサービスをしていたら人件費とか経営にいろいろご苦労がかかりますね。これからも応援しています」

という生意気な言葉だったようです。確かに、普通、就職活動中の若者が言う言葉ではありません。

河﨑は不採用になるだろうと思っていたようですが、現実はそうではありませんでした。

面接をした当日の夜9時くらいに、当時の人事部長が彼に電話を掛けたのです。

そのときの人事部長はとにかくハイテンションで、電話越しにすごい勢いで「河崎さん、採用になりましたよ」「いつから来られますか?」と畳みかけるように言ったそうです。不採用になる気でいた河崎でしたが、最終的に人事部長の押しに負け、創心會にひとめぼれした気持ちもあったため、「今働いている市役所の仕事が3月いっぱいまであるので、4月1日から行けます」と思わず返事をしてしまったのだそうです。

そのあと、河崎は父親から「それだけ熱心に採用の連絡をすぐさま言ってくれたんだからそっちの縁を大事にしたほうがいい」と言われたことで、私の会社へ入社する気持ちを固めたそうです。

河崎のような優秀な人財が面接に来てくれたときには、私は死に物狂いで入社してくれるように動きました。彼は大卒で福祉の資格は取っていませんでしたが、それに勝る福祉への情熱をもっていた。資格などなくても社内研修制度でいくらでも人は育ててみせる。当時の私はそういう一心だったのです。もちろん、今もその思いは変わりません。

入社後に聞いた話ですが、河崎は他の企業からも内定をもらっており、そちらの見学にも行っていたそうです。その会社では新しくオープンする施設とその系列施設を見学し、役員面接も受けていたといいます。本来であれば、福祉系の資格をもたない人を正職員では採用しないはずでしたが、河﨑の海外でのボランティア経験や、彼のもつ福祉への熱い思いだけで内定を出してくれたのだそうです。そういう経緯もあり、河﨑はその企業を断るのが非常に忍びなかったといいます。「断った以上はこの介護業界で最低でも3年はちゃんと勤めて業界に貢献しよう」という思いで入社。気づけばもう17年も働いてくれています。

「あのときの決断は間違っていなかったと思っています」

そう話す彼は、今や私の会社になくてはならない戦力になっています。

残念ながらこの業界は、一度入っても辞めていく人が少なくありません。なかなか心身ともに大変ですから、続きにくい業界であることは確かです。

ただ一口に介護の仕事といっても、人によって得意とする分野が分かれます。

例えば認知症の人のケアが好きという人もいれば、認知症の方はコミュニケーションが取れないから苦手という職員もいる。身体介護、食事、排泄、入浴などのお世話をすることにやりがいを感じる職員もいる。リハビリに携わるのが好きだという職員もいる。

介護と一言で言っても実際にはいくつもバリエーションがあるので、スタッフを適材適所に配置することが大切だと思っています。

適職にしっかりマッチできた、いわゆる天職と巡り会えたスタッフは、長く続けてくれます。私の会社はリハビリが中心なので、利用者に寄り添う、にこやかに、温かく、穏やかにというようなお世話型の介護とは少しイメージが違うと思います。

しかし利用者にとっては、いろいろなタイプのケアやリハビリ、看護が必要です。選べるということが日本社会の豊かさだと私は思っています。

私の会社内で完結するのではなく、他職種とも連携し、包括型トータルケアサポートを目指しているのは、そういう意味でもあるのです。

第4章 理不尽な制度改革との闘い

見えてきた日本の医療の暗黒

訪問リハビリと訪問看護リハビリ

ここまで語ってきたことで、介護とリハビリにおける私の問題意識、本物ケアへの思いの一端をお伝えできたでしょう。

しかし、私が作業療法士になって以来、力を入れてきた「訪問看護リハビリ」。利用者からすると、療法士が家に来てリハビリの施術を行ってくれるという、とても単純なことだと思いますが、そのシステムは実に複雑にできています。

冒頭でも概要を少し説明しましたが、訪問型のリハビリには、その設置者や設置要件によって二つに分けられます。

一つは病院やクリニック、老人保健施設などの医療機関が行っているもの。これを運営することができるのは、医師に限られています。病院や診療所などの施設から、医師の指示のもと療法士が利用者の自宅を訪問して行います。事業種目としては「訪問リハビリテーション」と言われます。

■訪問リハビリと訪問看護リハビリの違い

事業種目	訪問リハビリテーション	訪問看護ステーション（からの訪問リハビリ）
設置者 設備要件	病院・診療所など（多くは医療法人）。 病院、診療所、介護老人保健施設に併設可能。	法人格を有すること（営利法人でも可）。病院、診療所、介護老人保健施設に併設または単独事業所として設置可能。
管理者	院長	保健師、看護師
サービス 内容	医師の指示のもと療法士が訪問する。	医師の指示のもと行つ訪問看護の一貫として、看護師の判断により療法士が訪問する。
適用する 保険種目	医療保険、介護保険	医療保険、介護保険

もう一つが、民間事業者が運営するもの。創心會もこれに該当します。これは「訪問看護ステーション」からのリハビリということになります。ここの経営者には、市場でのリハビリのニーズをみて起業した一般の経営者や投資家もいますし、私たちのように療法士が起業したケースもあります。一般的には、療法士が立ち上げた施設よりも一般の経営者が立ち上げた施設のほうが多いといわれます。この施設では医師がいませんが、看護師がいます。法律上最低でも２・５人はいなければなりません。

そして法律的には、医師が利用者を診断した指示書をもとに、看護師が施術するべきリハビリを、療法士が自宅に訪問して「代行」するという形になっています。

つまり、訪問看護ステーションにおいては、私たち療法士は医師の指示が必要で、あくまで「看護師の代行」で訪問するという位置づけ。リハビリを行う専門職でありながら、「自分がリハビリを担当します」と利用者の方に堂々と伝えることに躊躇してしまうような立場にいるのです。

このことに、私は長年忸怩たる思いをもっていました。そんな状態に置かれて、療法士たちは意欲や意思を十分に発揮できるのか。

　また、起業した療法士にとっては、民間リハビリ施設の経営者でありながら、医師の指示が必要で、「看護師」の代行で訪問するという制度上の位置づけにある反面、施設内では看護師の雇用主です。つまり現場でのポジションと法律上のポジションが捩れている。

　このように私たち療法士が抱える重い苦悩がある。一般の方にはなかなか分かりにくいのですが、ここにリハビリ業界の複雑な構造があります。

　私は、この矛盾を抱えながらも、ただ実績をあげることで反旗を翻そうと思ってきました。つまり「本物ケア」を突き詰めて利用者の自立を叶えるという成果をあげ、そして社会に認知してもらおう。地域で行うリハビリの意義を知らしめて、結果的に制度を変える空気をつくりだすのだと。

　実際に、独立開業から10年経ったころでは、本物ケアを提供する事業所は20にまで増え、売上はおよそ9億円になっていました。この数字はご利用者から頂いた支持として、私は誇りをもっていました。

私はだんだんと、療法士が医師や看護師の下に置かれてしまう状況から抜け出し、リハビリ専門職として療法士による「訪問リハビリステーション」をつくることも夢ではないと、思うようになっていました。

そんなときに、あろうことか霞が関の厚生労働省から、訪問看護リハビリの制度改正という横槍が入ったのです。のちに「訪問看護7制限」と呼ばれる、規制の強化です。

2006年、突然の制度改正

私たちが圧倒的に不利になる制度の改正の通達は、2006年のある日曜日、関係者経由で届きました。

通達にはこう書かれていました。

〈理学療法士等の訪問について

理学療法士・作業療法士または言語聴覚療法士による訪問看護は、その訪問が看護業務の一環としてのリハビリを中心としたものである場合に、保健師または看護師の代わりに訪問させるという位置づけのものであり、したがって、訪問看護計画において、理学療法士等の訪問が保健師または看護師による訪問の回数を上回るような設定がなされることは適切ではない（以下略）〉

　つまり当時の厚生労働省は、訪問看護ステーションが行うリハビリの回数に、制限をかけようとしたのです。例えば、看護師が月間で１０００件の看護サービスを利用者に提供しているとしたら、リハビリはそれ以下の回数でなければ認めない、というわけです。これは介護保険法改正のなかに書かれた内容ではなく、解釈通知でした。そのため、「訪問看護ステーションがやっていることは訪問看護なんだから、訪問リハビリサービスの供給量が看護サービスよりも上回ったらおかしい」という考えを伝える内容だったのです。

　この規制に関して、当時のメディアはこう書きました。

〈訪問看護ステーションからの理学療法士などが行う訪問を看護師の半分以下にする、３月初旬に厚生労働省が新しい報酬の解釈を示したことで、現場は混乱している。もし額面どおりに運用されれば、株式会社などの訪問看護ステーションを直撃する。（中略）なんでこうなるの？〉（２００６年3月24日、「シルバー新報」）

この記事のなかで取材を受けた私は、こんな発言をしました。

〈ぼくらは介護保険制度前から訪問リハビリを始め、地域のリハビリのニーズに応えてきた自負がある。サービスを心待ちにしている利用者もいる。何の説明も無く、訪問リハビリができなくなるかもしれないということはとても納得がいきません〉

記事はこう続きます。

〈介護保険が始まると同時に指定をとった訪問看護事業所には、ＰＴ・ＯＴが18名在籍し、２４０名がサービスを利用している。創心會の訪問リハは「こころをつくること」と二神さんは言う。デイサービスや訪問介護のサービスも「リハビリ＝生活の再構築」という理念に基づき必要になった時点で足していった。近隣の医療機関やケアマネジャーとの連携も進み、在宅での生活を支える訪問リハビリの仕組みができあがりつつあった矢先の今回の解釈通知に「ウソだろと思いましたよ」と、二神さんは語る〉

※ＰＴは理学療法士、ＯＴは作業療法士を指す

また、２００６年9月24日付「朝日新聞」には、こんな記事が掲載されました。

〈リハビリ難民現実に
受け皿の介護保険、質も量も不十分
医療保険に制限 打ち切りの不安〉

記事中では、脳梗塞で左半身麻痺になった男性が、「リハビリ難民になりかけた私が診察を続けられるのは、この人のお蔭です」と、週1回自宅に訪問してくれる訪問看護リハビリの療法士のことを紹介しています。

通常、看護師の訪問がよいか、療法士の訪問がよいかは医師が判断することに加えて、利用者の心身の状態に応じてケアプランの中で判断されるべきで、職種によって一律に回数を制限することは、介護保険そのもののあり方を否定することです。

訪問リハビリが必要な高齢者が多いからこそ、訪問看護ステーションに利用者が殺到し、訪問看護リハビリの回数が増えている。ならば、その利用者を助けるためには、むしろ制度のほうを変えるべきです。

そもそも私は、地域で行う利用者の自立のためのリハビリの重要さを、そしてそこで果たしてきた療法士の存在価値を、ようやく業界全体に知らしめることができ始めたと思っていた矢先でした。このとき感じた私のむなしさ、やるせなさはとても言葉にできません。そして、利用者側だけの問題ではありません。この規制が実施されたら、訪問看護ステーションに勤める大勢の療法士が職を失うことになるのです。

もちろん、私たちの事業所に所属する療法士も同様です。本物ケアを目指す私の理念に共感して、ここまで働いてくれた療法士たちを解雇せざるを得なくなるかもしれないのです。

利用者を守るため。自分たち療法士の存在価値を証明するため。とてもこんな規制を認めるわけにはいきません。

私はこの不条理な「制度改正」と闘うことを決意しました。

日本における医療制度の数ある矛盾点

このような制度改正が生まれてしまった前提となっているものは何か――。

それは一言でいえば、日本の医療制度に含まれた数々の問題点と矛盾点でした。

当時の小泉政権は、５兆5000億円分の社会保険料を5年間で抑えていこうとしていました。つまり年間1兆1000億円分を節約しようとしていたのです。そのためにはどこからか1兆1000億円を取れ、使い道を減らしてくれという命題が厚生労働省に降りかかりました。そこで、私たち療法士業界が、その節約分を背負わされる形になってしまったというわけです。

当時は、理学療法士協会も作業療法士協会も政治・選挙活動をしておらず、療法士業界を代表して当選した議員がいなかったので、厚生労働省から制度を変えるときにも相談がこなかったのです。

今は療法士も選挙活動をし、国政に国会議員を出していますから、厚生労働省からは事前に、「どうですか、意見を聞かせてください」というふうに相談をしてくれます。その関係が当時はまったくないままだったのです。

なぜ私たち療法士業界は医療行政内の重荷を背負わされてしまったのかというと、その根本的な理由は日本の医療行政の長い歴史と仕組みにあります。

まずこの国の医療行政のなかで厳然とした力をもっているのは、いうまでもなく日本医師会です。

そもそも医師免許は国家資格の頂点に君臨し、人々からも尊敬されています。大学でも医学部は予算や待遇面で別格の扱いを受けていて、年間何人の医師を養成するかは国家戦略として決められています。

医師の経済を支える診療報酬も、１９６１年に定められた国民皆保険制度のもとで安定的に医療側の基準で定められています。その豊富な財源をバックとして、日本医師会は国会や各県各市町村の議会に議員を送り込み、絶大な権力を保持しているのです。

もう一つの医療業界の権威は看護協会です。厚生労働省のなかには看護行政、医療安全、保健指導、介護保険、健康保険などの分野で看護技官が働いています。その人たちが看護政策を決めているからです。

この２つの団体には、厚生労働省に勤める技官がいるだけでなく、厚生労働省内のいくつもの審議会に席をもっていて、討議に参加することができるという強みもあります。そうやって自分たちの意向を政策に反映することができるのです。つまり、医療制度のなかで医師や看護師の権利を脅かすようなことは、容易には認められない。だから年間１兆１０００億円の減額は、医師会や看護協会の負担にはならないところから取ってこなければいけないことになります。

それに対して療法士の団体は、そういう力をもっていません。政策立案に対して何もいえないし、審議会で議論することもできない。だから療法士が、社会保険料節約のしわ寄せを受けることになったのです。

療法士たちは、医療業界のなかで「訪問看護リハビリ」という新しい方法で利用者をごっそりもっていって儲けているらしい。——そんな感じで規制が決まってしまったに違いありません。

何もいわない（いえない）集団だと思われていたのです。

利用者ファーストを置き去りにした制度改定

それまで、療法士は厚生労働省が出してきた条文のなかに書かれた「訪問看護ステーションは利用者を断ってはいけない。特別な理由がない限り利用者の要望は受けてください」という内容を守って頑張ってきました。その結果、看護よりもリハビリのニーズのほうが圧倒的に多いことが分かり、結果的にリハビリの数が多くなっていったのです。在宅の要介護者のなかでは、要介護の4、5という重度の人はごく一部で、1～3くらいの軽度者のほうが多いです。

看護は重度者のケースで行い、軽度者がそれ以上悪くならないためのサポートはリハビリが担当する。つまり、看護師と療法士の間には、利用者のニーズを踏まえながら、ちゃんと住み分けが利いています。

地域によっては、療法士が存在しない訪問看護ステーションと、療法士が多く在籍するステーション間で協力し合う体制を築いているところもあります。岡山県もその例の一つです。事実、他のステーションの利用者のリハビリを私たちが担当させていただく事例が数多くありました。

また、介護保険は全国ほぼ一律に40歳を超えると保険料を払っているにもかかわらず、全国の自治体のなかには訪問リハビリ機能がない自治体が多く、現在でも４０２もあります。２００６年当時はもっと多かったでしょう。これら訪問リハビリ機能がない自治体で、利用者をカバーしているのは訪問看護ステーションが提供するリハビリです。

そういった当たり前のことが、この制度改正によって当たり前にできなくなったのです。

この制度改正の元凶となった日本の医療界の矛盾は、例えばこんな事例でも語られます。女性が使う「アフターピル」という薬があります。そのアフターピルはアメリカでは薬局で買えるのに、日本では医師の処方箋がなければ買うことができません。おかしいではないかというと、ある医師がテレビのインタビューで「薬局で売るのは時期尚早だ」と語る。それは「時期」の問題ではなく「既得権」の問題だと分かっているのに、誰も指摘できないのです。

あるいは、安倍内閣のときに問題になった加計学園の獣医学部新設問題も、岩盤規制が問題だから特区をつくろうということで起きました。

訪問看護ステーションからの訪問リハビリが問題ならば、新たに療法士をメインとした訪問リハビリステーションをつくって、そこから療法士を派遣すればいいのに――医療界においても、大学の獣医学部以上の岩盤規制がかかっているのです。

世の中には「四師」という言葉があります。それは「医師、看護師、薬剤師、歯科医師」の4つを指します。それらの4つが意味しているのは「単独で保険請求できる職業」。彼らは、これ以上医療界に単独で保険請求ができる専門職を入れまいとして頑張っています。そうしないと自分たちの分け前が減るからです。だから、療法士が独自にリハビリステーションをつくって、単独で保険請求することも認めたがらないのでは、と思っています。

しかしそれは私たち療法士だけの問題ではなく、利用者にとっても「自分の力で自立して生活したい」という訪問リハビリへのニーズを無視されたことになります。

私が主張したのは、

「利用者の側にメリットがあるかないかを見ればいい。すべて権力側から見るからおかしなシステムになる」

というとてもシンプルなものでした。

業界団体をつくって

最初に通達が出されたとき、私はまず「業界の大先輩である山根社長に知らせなければ」と思いました。山根社長とはすでに説明したように、私をこの業界に誘ってくださった恩人であり、岡山県玉野市を中心に、いくつかのリハビリ施設を経営する理学療法士です。

そして、山根社長のご自宅に「えらいのが出ていますよ」と連絡したのです。山根社長はその日、自宅のソファでテレビを見ていたそうです。電話に出た彼は、意味が分からない様子でしたので、私は急ぎファックスを転送しました。

そのときのことを山根社長はこう語っています。

「ファックスがびゅーっと来て、家内がそれを持ってきてくれた。最初は寝ながら読んでいましたが、途中から身体がむっくりと起き上がったわけです。もう開いた口が塞がりませんでした」

その通達は、リハビリの業界関係者にとっては本当に寝耳に水だったのです。

当時いわれていたのは、全国で14の事業所がピックアップされて、「良くない」と判断されたということ。「この14事業所を駆逐する」とされている、という説まで流れました。もちろんそのなかには、私の会社と山根社長の会社も入っていました。なぜならこの頃、私たちの会社は2社合わせて国の訪問リハビリシェアの1%を占める、全国でもトップ10に入る実績をもっていたからです。

そうして私たちは立ち向かうべく、療法士の業界団体をつくって、業界全体で団結して臨むことを決めました。一度は別れたと思われた二人の道が、ふたたび交わりました。


「有限責任中間法人『全国PT・OT・ST民間事業者連絡協議会』〜訪問リハビリステーション創設運動開始!」
※STは言語聴覚士を指す

私は団体の理事についてこの運動の推進役となり、その設立を告げるリリースに、以下の挨拶を書きました。

〈平成18年度の介護保険改正に伴い、訪問看護ステーションからのＰＴ・ＯＴ・ＳＴの訪問において唐突ともいえる通達が公表され、現場は大混乱になった。訪問看護ステーションを運営する株式会社などの企業には「死の宣告」だ。そこで３月12日に緊急ミーティングを行い、改正への対応策について意見交換を行った。最も大きな問題点は、利用者のサービスを受ける権利を奪うものであることだ。〉

この動きを受けて、４月15日には大阪で同協議会の設立総会が開かれ、52事業者85名の参加を得ました。

そこで確認されたのは、次のような内容です。

・私たちは利用者の立場に立ち、訪問リハビリという求められるニーズに応え続けるためにあらゆる叡知と手段を使い、この理不尽な制度改正に立ち向かうこと。

・民間事業者が良質な訪問リハビリサービスが提供可能な制度と環境をつくりだすこと。

・「訪問リハビリステーション」を創設すること。

私はその宣言文内で「不退転の決意でこれに臨む」と記しました。ここから、死に物狂いの闘いが約3年間続いたのです。

山根社長との友情の一首

「あー、今日もだめでしたねぇ。なかなか交渉ごとはうまくいきませんねぇ、山根先生」

「そう言うなよ、マサちゃん。一人ひとりあたって、この業界の矛盾を説明していくしかないんだから。また頑張ろうよ」

私はこの日、東京への交渉に同行した山根社長と苦笑し合いました。

深夜の岡山駅の新幹線ホームで、やって来た列車の扉が開く直前でした。

霞が関の官僚と永田町の政治家、そして関係諸団体を巻き込んだ闘いは、相当に苦戦が続きました。なにしろ私たち療法士はそれまでそうした活動をやったことがない。それでもなんとかこの改正を撤回させないと、私たち療法士も訪問看護リハビリの利用者も困ってしまう。利用者にしてみたら、せっかく自立に向けて歩みだしたのに、ふたたび寝たきりにされてしまう可能性もある。

私たちはさらに理学療法士協会、作業療法士協会、言語聴覚士協会の3者で集まって協議し、厚生労働省に要望書を提出しました。当初はこの3団体に加えて、日本リハビリテーション医学会、日本リハビリテーション病院・施設協会にも声を掛けたのですが、この2つは加わってこなかった。

そのことでも医師と療法士の立ち位置の違いがはっきりします。

提出した要望書には、以下の内容がありました。

「理学療法士等の訪問については、地域における在宅リハビリのサービス体制が整備されるまでは改正前のままとする」

私たちは一定期間（たとえば半年間）は、改正前のままにリハビリできるように、厚生労働省にお願いしたのです。

その間になんとか次の対策、身の振り方を考えなければ――、そういう切羽詰まった状況が続きました。

このような厳しい交渉を続けるために、私と山根社長は上京を繰り返し、そのたびに徒労感に苛まれながら新幹線で岡山に帰って来ました。

私たちのこの活動は隠密ですから、身内でもあまり知りません。なんとか医療界の内側からこの現状を切り崩さなければ――。

そう思ってどちらからでもなく、「いやいや、もう1回また何か新しい交渉の種を拾って東京に行きましょう」と声を掛け合って、駅前で別れたものです。

そんな日々のなかで山根社長は、趣味の短歌でやるせない想いを発散していたといいます。

そこにはこんな歌が詠まれていました。

職業と 人生照らす道しるべ 誰が開こう 我が開かん

東京の ホームに降りていざ出陣 寒さも雪も 心とまらん

同胞の 思いを背負い永田町 いつかはきっと 想い叶えん

冬の夜に 心落して故郷入り 然るに負けん 次の手図る

振り返れば私と山根社長は、私がアール・ケアの社員だった時代よりも、この２００６年問題のときのほうが、お互いの信頼が深まりました。社員時代は確かに同じ時を長く過ごしましたが、あくまで社長と社員という関係でした。二人で大きな目標をもったわけではないし、一緒の職場で馬鹿なことをいったりしていただけでした。

けれど新幹線で東京に何度も通ったときは、二人は同じ目標をもち、悔しい思いもともにしました。それを何十回、何百回とやったのですから一層気心も知れ、信頼も深まりました。

目標が同じ人間のスクラムは、多少の力では崩せません。しかも全国で私たちだけが水面下で、自費を投入してまでの闘いでもあったわけです。

もし我々が成果を出したとしても、その恩恵は私たちだけでなく何もしていない人たちにもいく。それでもいい、それがいい。業界のためになるなら。私たちはそう誓ったのです。

それにしても、そこまで業界に尽くそうという経営者が岡山県の隣町にいるということは本当に不思議な奇跡であると、私は思っています。

ローソンとセブン-イレブンの違い

ここで、山根社長の言葉を引用したいと思います。

この本を執筆するにあたり、山根社長に私との思い出を振り返っていただきました。そのとき山根社長は、私が独立した頃から現在までを振り返り、次のように語ってくれました。

〈山根社長の話〉

二神さんは4年目に独立したいと言ってきました。私のところにいたとき、彼の魂のなかに宿ったある細胞が、どんどん大きくなり、違う道がいいと思ったのでしょう。あるいは今の道が好きなんですよ。私と一緒に何かするよりもそちらの道が好きだし、これが社会に貢献できる道だと思ったから、その細胞が分裂していって、今があるわけです。

独立を言ってきたときに彼の話を聞いたのですが、私のやり方をそのままもって独立してはまずいと思っていると繰り返し言っていました。だから同じことはしないと。そして彼はきちっと営業エリアを分けて、玉野には入ってこないと言った。私も茶屋町には入っていかない。お互いにエリアを決めてやっている部分はあります。だから私にはまったく問題はありません。今では家族ぐるみのお付き合いですよ。

そもそもぼくは二神という人を認めています。尊敬していると言ってもいい。目標を掲げてしつこいほど執念深くやり抜く人です。

私たちは同じリハビリ業界にはいても、まったく経営のパターンが違います。ローソンとセブン-イレブンくらい違う。あの二つのコンビニは外から見ると一緒に見える、同じコンビニじゃないかと。でも目指すところは全然違うんです。ローソンは零細中小の小売店。魚屋、八百屋、米屋、そういうところをひっくり返していく。対してセブン-イレブンは３０００メートルに１軒つくるドミナント戦略です。だから店のつくり方が違うし、目指すところも違う。お互いに意識してそうしているのです。

しかしこの業界の問題が起きると、まず立ち上がるのは二神さんと私です。そうやって何度も何度も大きな問題をくぐり抜けてきた。今ではそういう関係になりました。

対峙した政治家、官僚たち

その頃、私たちがどんな相手と対峙していたのか？

そのことも記しておきましょう。

霞が関の官僚との闘い方を知らなかった私たちは、当初政治家に頼めば官僚を抑えてくれると思い込んでいました。

実はそこには誤解があったのですが、とにかくビックネームに取り込めばいいと思っていた。

そこで最初に接触したのは岡山で開かれた異業種交流会で知り合いになった政治家の秘書でした。その秘書の先生（政治家）が自民党の当時参議院の幹事長をやっている片山先生だった。

私たちはまず片山先生に、厚生労働省への口利きを頼んだのです。実はこれがかえって官僚の気持ちを逆撫でることになるのですが、当時私たちはそんなことを知りません。

片山先生が厚生労働省に口を利いてくれたことで、厚生労働省の本丸の担当局長がすぐに会ってくれたのです。よかった、これでうまくいく。当初私たちは、安心すらしていました。

ところが――。

「君たちはなぜ片山先生を巻き込んでしまったのか?」

その局長は会った瞬間からカンカンでした。頭から湯気を出すほどに怒っている。最初から政治家に頼んでしまったことで、プライドを刺激してしまったのです。

その場で事態を説明してくれたのは、当時課長だったMさんでした。彼が、なぜこの制度を変えないといけないのかを語ってくれた。その人はのちに老健局長に出世します。私もそのときは別の民間事業者団体で理事になっていて、会議の場で再会しました。

「あのときはどうも」と声を掛けると、「ああ」と笑顔で挨拶してくださった。

「あのときは局長を怒らせしまって――」と言うと、

「まだ霞が関のことをご存じなかった頃でしたからね」と笑ってくださった。それほど私たちの交渉は、拙く霞が関のセオリーから外れていたのでしょう。

それにしてもあの局長の態度は許しがたかった。私たちが現場の実態を描いながらも必死に話しているのに、頭の後ろに手を組んで、「何、うん？　どうした？」と、繰り返すのです。

とはいえ、今振り返れば、霞が関のトップ官僚と交渉するには、そんな小さなことでいちいち怒っていてはだめなのです。そういうことは前提として、彼らを説得する論理と材料をもっていないといけない。

厚生労働省は勢いのある省庁です。その局長といえば、事務次官の次の位ですし、課長であっても民間の大企業の社長と相対する存在といっていいでしょう。

私たちはそういう大きな存在に対して、あまりに徒手空拳だった。

今から振り返れば、冷や汗ものの奮闘記ではありました。

それができたのはただ偏に、リハビリができなくなるのかという不安を訴える利用者たちの姿を見ていたからです。そしてここで規制が変わってしまったら、自分が長い時間を捧げてつくり上げてきた「本物ケア」はどうなる。私を信じてついてきてくれたスタッフたちを見殺しにしてしまうことになる、ということでした。

私は訪問看護リハビリをもっと社会に普及させたかったので、本当に必死でした。その気迫だけが、官僚にも太刀打ちできる武器だったのかもしれません。

もちろん、私と山根社長だけでは力が足りません。

私たちは、全国で同じように訪問看護ステーションを行っている人たちを集め、政治運動を起こすための会合も開きました。

同じ業種の経営者が集ったその会合では、私は幹事というか呼び掛け人でもありましたので、集まってくれた参加者に「私たちはどういうことを国に申し立てたいのか」、「そのためにどういう接触を厚生労働省とやっていくつもりか」、「皆さん方はどう思うか？」、「同じ事業者として共感してくれるだろうか？」などのコンセンサスを取りました。

多くの経営者たちが意見を寄せてくれ、業界全体で闘っていくのだという気運が出来上がっていきました。

スタッフの不安を取り除く

私は当時、私たちが行っている訪問看護リハビリというものが、正当な訪問リハビリではないというふうに、法律の改定で分が悪くなりそうだ、という話はスタッフにもしていました。それがどういう内容の改革かも説明したとは思いますが、なるべく不安を与えないよう、なにかしら手を打とうと思っているので心配するなということを強く伝えていました。

その当時私は、新たにデイサービスの店舗展開を模索していました。療法士が訪問看護リハビリで働けなくなっても、デイサービスのほうでリハビリスタッフとして働けるような器をつくっていくという事業展開を考えていたのです。

その間現場で起こっていたのは、本来は利用者と療法士の仲介人として、私たちのサービスのいちばんの理解者となってくれるはずのケアマネジャーたちが、訪問看護ステーションからのリハビリが法律違反になるのではないかと思って、利用者に紹介することを渋るという事態でした。

これがいちばん現場の混乱を招いた。私たちも法律文書を携えてケアマネジャーたちに説明に回りながら、「決してあなたがたに違法性や迷惑は掛けません」ということをお伝えしなければならなかった。そうやって、「今までどおり私たちのサービスを使い続けてください。利用者にはなんの環境変化ももたらさなくて済みますから」と責任をもって説明して、サービスを使い続けていただいた。それでもケアマネジャーとしてはリスクもありますので、私たちのサービスを選択しないという流れもあったのです。重く厚い暗雲が立ち込めた感じは確かにあったと思います。スタッフたちも、自分たちの活動がもしかしたら法律に反しているのかと、疑心暗鬼になった面もあったかもしれません。

正義感と使命感だけで

当時あるスタッフは、同期のスタッフたちと、「とにかく創心會を信じて、自分たちの仕事を信じてやり続けようよ」という話をしていたそうです。

そのスタッフは、現場の者として、「法律が変わったから、もう私たちとは縁切りです」というようなことだけは、利用者にはしたくなかったといいます。

当時、アール・ケアと創心會で、医療機関が岡山県全域で提供している訪問リハビリの数以上のシェアを占めていたことも、そんな思いに拍車をかけていたようです。

「自分たちが認められなくなったら、その過半数の利用者たちの、明日からのリハビリを誰が引き受けるのか。それは社会全体で困る話だろうというふうに、社内では話をしていました」

違法とされて処罰されてしまうかもしれない。そんな危機感のなかでも、多くのスタッフたちは、自宅でリハビリを必要とする人たちのために頑張り続けてくれたのです。

「後々法律で罰せられるかも分からないけど、社会正義のために、サービスは続けなければいけないと、ただただ使命感だけで仕事を続けていたような気がします」

こうして現場で踏ん張ってくれたスタッフたちがいたからこそ、私も困難を乗り越えることができたのだろうと、今になってしみじみと思います。

国税の査察

とはいえ私がもった「使命感」は、とんでもない「しっぺ返し」にも遭わせてくれることになります。

岡山と霞が関を往復しながら交渉していた3年間、実は私は交渉以外にも満身創痍だったのです。

なにしろ思ってもみなかった国税庁からの査察が入り、労働基準監督署からの査察も入り、管轄指導監査課からも指導が入りと、三重苦四重苦の日々。国に歯向かうとこういう目に遭う、トリプルで責めたてられるよと噂では聞いていたものの、本当に自分がそういう身になってしまった――。

しかも国税庁の査察も、当時の税理士が「これ通常じゃあり得んような査察の仕方ですね。絶対おかしい」、「何か裏がありますよ」と言うほど、理不尽であり得ないやり方だったのです。

このときは追徴金のみならず、重加算税まで取られました。

――これを認めないとさらに締め上げるぞ。

担当官の威圧的な態度は今も忘れられません。

隣で税理士が、「ここはもうとにかく納めましょう」と、小声で諭してくる。その声を聞きながら、本当に国家は怖いものだと実感しました。

このときは母親の家や、妻の実家も担当官に張られていました。「スリル満点でしたよ」などと今だからこそ言えますが、生きた心地がしなかった。

母は当時交通事故で脳挫傷を負い、親戚を頼って淡路島で療養中でした。査察官はそんな療養中の家にまで踏み込んできたのです。当時の母は、事故の後遺症で記憶がはっきりしていなかった。そんな母に証言を強要し責め立てました。

母は恐怖で震えていたといいます。父親からはこんな状態を招いてどういうつもりだと、こっぴどく叱られました。私はそのことを聞いて、悔しくて、申し訳なくて涙が止まりませんでした。

結果的に、重加算税を納めたり労基の問題をクリアしたりして、軽く1000万円以上はもっていかれたと記憶しています。

厚生労働省の官僚に名指しで「駆逐してやる」と言われた意味を肌で感じ、霞が関と闘うには、それくらいの覚悟はしておかないといけないと実感した日々でもありました。

怪我の功名

ところがこれもあとから振り返ると、この騒動で生まれた「怪我の功名」もありました。なんと結果的にみると、利用者は増えたのです。

先ほど少し説明したように、私は万が一訪問看護リハビリが本当に規制されても療法士が仕事を続けられるように、デイサービス施設を集中的につくっていました。事業所数としては年に複数事業所がどんどん立ち上がって、利用者の数も増えたのです。

もちろんどんなに苦しい状況でも、利用者に対して「苦境だ」とは言いません。

スタッフには「大丈夫だから」と言い続け、「どんどん目の前の仕事をやれ」「目の前にいる利用者を大切にしてサービスをしっかり提供してくれ」と説き続けました。

本来、リハビリ専門職として向き合わなければならないのは利用者であり、行政ではない。

介護保険制度がはじまる前から、地域における在宅ケアを支えてきたという、プライドもあったのです。


結果的に経営面からいえば、万が一のときのことを考えてデイサービスを新たに複数施設展開したのがよかった。もちろんそのためには資本投下が必要で、借金の連続で一時の債務残高は10億円を越え、その後はさらに20億円くらいいったこともありました。

あのとき、私の背中を押してくれたのは妻でした。独立のときも「やればいいじゃん」と言ってくれましたが、このときも、「やるだけやってみてだめだったらそのとき考えればいいじゃない」と言ってくれた。いやむしろ「本来ならやるべきこともやってなくて、どうしようもないわねぇ」とケツを叩かれたのかもしれない。

その声に励まされて、私は逆境にあってもリスクを恐れずどんどんデイサービスの施設を立ち上げて、療法士たちの仕事を守りながら前に進んでいったのです。

そして無我夢中で進んできた約3年間が、ついに報われる瞬間がやってきました。

喜びの講演会

会社の内外で関係者もスタッフも巻き込みながら続けてきた「改正反対運動」がやっと幕を下ろしたのは、２００９年のことでした。

厚生労働省の担当課長補佐が、私たちが開いたセミナーの壇上で突然こう切りだしたのです。

「私たちのやり方が間違っていました。取り組んできた制度改正は撤回させていただきます」

そう言った瞬間、セミナー会場は喜びの声で沸き返りました。

長い間、岡山と東京永田町霞が関を往復しながら政治家や官僚、関係団体の長と折衝してきた私たちの苦労が報われた瞬間でした。

もちろんそれは、全国で訪問看護リハビリを受けていて、今後自分はどうなるのかと不安を抱えていた利用者にとっても喜ばしいことでした。


私はこの朗報を、社内の定例会議の場で報告しました。

そのときの全体会議は、デイサービスのフロア内でやっていました。集まったのは正社員を中心に4、50人でしょうか。若手も管理職もいたと思います。

「私たちの行っている訪問看護リハビリが、法律で適切であったということを認められて、これまでどおりサービスを続けられるようになった」

もっと沸き上がるかと思いきや、創心會のスタッフたちは、ひたすら私のほうをみんなまっすぐ見つめて、噛みしめるように頷きながら聞いていました。

経営者としては目の前のスタッフの雇用を守れてひとまずほっとした。

同時に対霞が関、対永田町という目標ができたのだから、その対応も始めないといけない。

そんな思いが入り交じった感覚でした。

今から振り返ると、当時の出来事は改めて自分たちのことを客観的に見て、世の中の仕組みも分かっていい体験だったという言い方もできるかもしれません。

しかし、私たち訪問看護リハビリ事業を手掛ける事業者たちが無傷であったわけではもちろんありません。

この一報を勝ち取るまでに、厚生労働省に目をつけられた14業者のなかで5業者が脱落していきました。

私と山根社長がつくった「全国ＰＴ・ＯＴ・ＳＴ民間事業者連絡協議会」は、このとき約50社集まったでしょうか。丸の内に集まって気勢をあげましたが、そのなかから1割は廃業していったのです。

私にとって、これは相当にショックなことでした。

第5章

制度改革のなかでも貫く

「本物ケア」が利用者を救う

グループ内に医療機関を創設

制度と向き合うことはもちろん大事ですが、介護事業を手がける経営者として、私はこれからの高齢者のあり方を踏まえ、在宅インフラを強化する仕組みを整えなければならない、という問題意識をもっています。

日本には、一般に「2040年問題」と言われる大きな社会課題が存在します。2040年には、後期高齢者が高齢人口の3割近くになり、高齢世代がさらに高齢化します。この高齢世代には、就職氷河期に安定した雇用を得ることができなかった人も多く、困窮化、孤立化も予想されるのです。

これをどう支えるかですが、2015年から2040年までに現役世代の人口は約1750万人減少。つまり1・5人の現役世代で、1人の高齢世代を支えなければいけません。しかし現役世代においても不安定雇用により、生活に困窮する層は少なくないでしょう。2040年の社会保障給付費の総額は、190兆円で、121兆円であった2018年の1・6倍になると試算されています。内訳は、介護が2・4倍、医療が

１・７倍になっていますが、とても不安定な現役世代で支えきれる数字ではないでしょう。おまけに２０４０年問題は、高齢者と現役世代の均等の限界だけではなく、東京圏と地方の人口不均衡にも及びます。地方における現役世代の減少と流出は一層進みます。以前、日本創成会議が消滅可能性自治体と名付けましたが、その数は８９６に達すると発表されています。

今後、この増大する社会保障給付費を抑えるためには、医療依存度の高い患者も在宅医療に移行していく必要があります。

私は自分なりにこの問題にどう対応するべきか考え、訪問看護ステーションに代わる新たな自立支援機能「包括ケアステーション」という構想を打ちたてました。

「包括ケアステーション」には療法士、看護師、ケアスタッフなどあらゆる専門職が在籍します。そして地域のかかりつけ医たちと連携して、その医師の包括的な指示のもと、必要な専門職が必要とする利用者に対しサービスを提供していきます。その領域は、従来の看護や訪問リハビリの提供にとどまらず、地域の他事業所の多職種と協働することで、就労、教育、社会的リハビリなどの幅広いニーズにも対応します。かかりつけ医、看護職と療法士が綿密に連携して訪問できる資源が地域に存在することで、医療機関側も安心して在宅への移行を促進できるでしょう。

現在の訪問看護ステーション、訪問介護ステーション、栄養ステーションなど職種に別れた仕組みを作り変えることで、地域生活における複合的な課題を解決し、地域共生社会が実現できるのです。言わせてもらえば、これは自立支援を基本とする本物ケアをより高い次元で提供していく仕組みということです。

私はこの構想の制度化を目指し、２００９年以降、精力的に活動を行いました。そして、２０１７年の給付費分科会における団体ヒアリングの際には、日本作業療法士協会の会長を通じて、国にこの案を投げかけたのですが、見事に医師を頂とする団体に潰されてしまいました。さらに残念なことですが、作業療法士側にも既存権力におもねるような者もいたのです。やはり、難攻不落の要塞に歯が立たなかった。

意欲的に取り組んでいただけに、この挫折には大きな打撃をうけました。そして私は、協会のチャネルを使って制度をかえることは難しいと判断し、あくまで経営者としての立場に専念し、事業活動を通じて社会課題を解決する仕組みづくりを始めることにしたのです。

まず取りかかったのは、重度の要介護の高齢者に対応できるよう看護師の増強。グループ内で「訪問看護師100人体制」の目標を打ちたて、採用に力を入れていきました。さらに欠かせないのがグループ内に医療機関をつくることです。これで従来のように、すでにリハビリや介護を必要としている人だけでなく、地域のかかりつけ医として病気・介護予防にも取り組むことができます。そしてついに2018年には、内科とリハビリ科を備えた「SSK茶屋町クリニック」の創設を果たしました。

さらに私には一つの幸運もありました。

次男が医学部に行ってくれたのです。彼は医学部に行く前は工学部の学生で、内燃機関の研究をしていました。ところがあるとき一念発起して、1年の猛勉強のすえ、医学部に入り直したのです。

私のビジネスを継ぐというよりも、医師になって私のビジョンに協力したいという思いが芽生えたからではないでしょうか。私は業界の話や、療法士と医師の関係などを彼に話したことはありませんでしたが、若手役員たちが、そういう話を私のいないところでしていたようです。

もっとも、彼はいったん大学院まで行っています。そこから医学部に入り直したので、今5回生で29歳になります。周囲の同級生を見ながら、当然焦りや不安もあったでしょう。それなりの覚悟で学んでくれていると思います。

ロビー活動

一方で改正阻止を勝ち取った2009年以降、私たち療法士は政治家や官僚たちと日常的に情報交換をすることにも力を注ぎました。

長年の日本の医療体制は、「現場（医師、看護師）・役人・政治家」という三角形で成り立っていました。そのなかから私たち療法士はある意味で弾かれていたのですが、客観的に見ればこの三角形は非常に素晴らしいバランスで成り立っていました。

厚生労働省は医師がもっている臨床データを欲しがっているため、省内にも医師や看護師を専門職として配置すれば、自分たちで思うようなデータがとれます。

一方、医師会や看護協会は政治家も輩出します。政治家は医師会や看護協会のために動き、医師会や看護協会からは政治献金という形で莫大な政治資金が流れるという、黄金の三角形です。この関係は、力の差はあれども、多くの技能職種にあることです。

この黄金の三角形のなかに、２００６年以降、私たち療法士も入ろうと動いたのです。

見よう見まねでのスタートでした。

私たちは日本作業療法士連盟をつくり、一致団結して療法士業界の地位向上に取り組みました。

国政選挙でも理学療法士出身の国会議員を輩出して、永田町内でも力をつけました。さらに地元においても作業療法士による政治団体を設立し、その後に岡山県議会議員のなかに日本初となる作業療法士議員連盟を発足させ、地方からも国に働きかけを行っていったのです。

しかし、介護保険制度の改定は3年に一度やってきます。

２０２０年、やはり大きな問題が私たちに降りかかってきたのです。

ふたたびやってきた大波

「さて昨年12月の介護制度改定問題では、なんとか一方的な主張を押し返すことができました。次回の改定では、想定した最悪の結果は回避できました。が、議論は3年後に持ち越しということです。3年後はまた正念場になりそうです。しかし3年あればいろいろな手が打てます。頑張ります」

本書執筆中の２０２１年正月、私はこんなメールを知人に打ちました。

その前年２０２０年秋に、ふたたび改定があって、２００６年に続きまた療法士業界が狙い撃ちに遭ってしまったのです。

介護保険の開始以降、療法士の存在はある意味では医療業界で認められましたが、そこから徐々に医師会や看護協会からの巻き返しが起きました。そのため他の組織に睨まれないように、目立たないよう活動するしかないという状態が続いていたのです。

さらに前回の選挙で、療法士出身の政治家が選挙で落選してしまったことも大きな痛手でした。

参議院選挙には、療法士代表の2人の議員が立候補。もしも一本化していれば票がまとまり当選していたはずですが、それぞれ違う党から出馬したために、票も割れ、残念ながら2人とも落ちてしまったのです。

10年ほど前にやっと療法士業界から議員を出せたと喜んでいたのですが、あっと言う間のことでした。ですがここには大きな政変劇も関わっており、やむにやまれぬことでした。

問題の根は、すでに何度も書いたように制度の歪みにあります。

私たち訪問看護ステーションを経営する療法士は、「開業権」がないとはいえ、看護師と一緒に協力することで、主体的にリハビリ事業を展開しているのです。

そういう状態で経営を続ける「訪問看護ステーション」の中身について、ふたたび官僚の目が光りだしたのです。

訪問看護ステーションの問題

２０２０年10月に行われた厚生労働省の社会保障審議会・介護給付金分科会のなかで、以下のような議論が展開されました。この審議委員には「日本医師会」「日本看護協会」「全国健康保険協会」「日本慢性期医療協会」等の理事などが出席していますが、相変わらず私たち療法士業界の代表はこの会議には出席することができないままでいます。つまり２００６年時点からあった療法士の地位の低さは、今も変わらずにあるということです。

その席上で議論されたのは以下のような内容でした。

・スタッフの８割以上がリハビリの専門職（療法士）が占める、事実上の「訪問リハビリステーション」が存在する。

・「医療ニーズの高い重度者への24時間３６５日対応を行う」という、訪問看護ステーションに期待される役割趣旨から離れ「要介護度の低い利用者に日中リハビリを行う」ケースが多い。

・介護保険にある「訪問リハビリ」サービスは医療機関・介護老人保健施設のみ実施可能で、訪問リハビリステーションの存在は医療保険でも介護保険でも認められていない。リハビリ専門職が多くを占める訪問看護ステーションは脱法的な存在なのではないか？

つまり「リハビリ専門職員が多くを占める訪問看護ステーション」は、本来の訪問看護ステーションに期待される役割（医療ニーズのある重度の要介護者の在宅医療を支える）とは逆の方向に動いていることを問題視されたのです。

これは事実上、私たちが経営する訪問看護リハビリを締めつける方向の議論です。

２００６年のときはリハビリと看護の利用回数で締めつけようとしてきましたが、今度はスタッフの数で「看護師の比率に対して療法士の比率を下げろ」というふうに規制をかけようとしてきたのです。ある記事では、「人員比率適正化へ」などと書かれていました。

呆れる他ありません。一体、誰にとっての「適正化」なのでしょうか。

なぜ訪問看護リハビリを制限の対象にするのか。こうした議論の前に、利用者が自宅でリハビリを受けたい、というニーズに応える方向になぜ変わることができないのか。ニーズに応えることを考えるのなら、通常は訪問リハビリステーションを制度化することが自然なはずです。

訪問リハビリの利用者から見た制度改革

今回のケースを利用者の視点から見てみましょう。この規制改悪が行われるとどんなことになるのでしょうか。

現在ある訪問看護リハビリにおける利用者のメリットは、自分のなじみのかかりつけ医の直接指示で療法士が動いてくれるという点にあります。

かかりつけ医からダイレクトに指示を受けて、私たち療法士がプロの腕をふるってリハビリができるのは、「訪問看護ステーション」ならではの仕組みです。

それに対して、医療機関で訪問リハビリを受けようとした場合は、まずかかりつけ医が、訪問リハビリを提供する医療機関の医師に対して情報提供書というものを発行し、それを受けた医師がその情報提供書をもとに所属する療法士に対してリハビリの指示を出すことになります。

ところが医師は、診療せずに情報提供書のみで指示を出すのは不安ですから、自分で診察しなければいけません。ですので、元々身体が動かなくて訪問リハビリを受けなければいけないような利用者でも、その先生のところに診察を受けに行かなければならないという矛盾が生まれます。しかも新たに面倒な手間や余計な診療費もかかります。また、かかりつけ医は、他の医師に自分の患者を取られるのではないかという不安を感じるものです。そういう思惑も多分にあり、情報提供書そのものを発行したがらないということもあります。

このあたりはなかなか詳らかにはなりませんが、医療界のブラックボックスとして存在するのです。

利用者からすれば、厚生労働省が「本来はこういう姿だ」といっている「訪問リハビリ」よりも、「訪問看護ステーション」でやっている私たちのような療法士のリハビリのほうが便利で負担（物理的、経済的）も少ないのです。実際、提供している訪問数としても圧倒的に多いのです。

そのことが証明されたのは、前述した2006年の制度改悪のときのことです。

あのとき厚生労働省から打ち出された規制が撤廃されるまでの約3年間、私たちは訪問看護ステーション活動を堅持していました。

岡山県全体でいうと、私の会社と山根社長の会社で行っている訪問看護リハビリの数は、全県シェアの5割以上を占めていました。そのため、「私たちがこの事業をやらなくなったら利用者が大変なことになる」のが目に見えていますから、県の担当者と「利用者ファースト」のための交渉ができたのです。実際に訪問看護ステーション活動ができなくなったら、全県の半数以上の利用者が「リハビリ難民」になってしまいます。利用者からの支持は、あらかじめ私たちにあったというわけです。

その間に、国の圧力がかかろうが何をしようが、私としては現場に、「こういう状況だけれど利用者のことを考えたら、これが悪と言われるなら必要悪だ」と言って、とにかく「一生懸命実績を残せ」、「なるようにしかならん」と発破をかけて、「気にせず訪問に行け」と言い続けました。その間に私は霞が関や永田町に出て行って、官僚や政治家たちと交渉しました。

一方で、本当にこの制度改悪が適用されたら、リハビリのスタッフがだいぶ失業してしまうと思い、新たな職場として「リハビリ型のデイサービス」の多店舗展開を進めました。

この3年の間では対応できずに廃業してしまった企業もありましたから、そう考えると、あのとき出した自分なりのやり方は正しかったといえるでしょう。

障害者や精神疾患の人にも

「訪問看護ステーション」からの訪問看護リハビリには、素晴らしい要素がたくさん含まれています。

それはリハビリの対象に高齢者だけではなく、精神疾患をもった方やALS（筋萎縮性側索硬化症）等の難病の方、脳性麻痺、子どもの障害者も含まれていることです。こうした利用者にも訪問できるのは、介護保険ではなく、医療保険のほうになります。

訪問看護リハビリは、介護保険だけでなく医療保険の診療報酬からも訪問できるというハイブリッドなのです。だから使いやすく、広がっているのです。

さらに作業療法士は、精神の機能の回復に長けています。精神障害者の在宅支援や社会復帰には大きな強みもあります。

そこに医師会と看護協会からの圧力で療法士の人数制限をかけてしまうと、高齢者のみならず障害者や難病の方たちのケアもできなくなってしまいます。病院からの訪問リハビリがあるとはいっても、複数の医師が関わるという構造上の問題があり、訪問リハビリ機能のない自治体も多くあります。

加えて、精神疾患、難病、小児領域のリハビリに対応できる医療機関はごく限られているため、訪問リハビリが実施できる事業所はさらに少なくなるのです。

つまり、利用者側が医療機関の訪問リハビリを受けようとした場合、多くの労力を必要とするため、自然と訪問看護リハビリに利用者が流れているのです。

こんないい制度に専門職種の都合で勝手に制限をかけてしまうと弊害が出ます。

そうであるなら、かかりつけ医の指示1本でリハビリが提供できる独立した訪問リハビリステーションの制度化をするべきでしょう。制度的にそうなれば、利用者はぐっと使いやすくなると思います。

ただ、訪問看護事業者側にも、一つ課題があるのです。

それは看護師より療法士が圧倒的に多い事業所を運営しているのは、他業界から来た経営者が多いということです。療法士の協会にも入らず、儲かるからやっているというケースもあります。

東京のように人口が多い場所は利用者の需要が多く見込めるので、安易に儲かると踏んで始めるのでしょう。

そういう事業所には、厚生労働省も視察に入っているという噂を聞いたことがあります。

ここには複雑な問題が含まれています。他業界からきた利益優先の経営者だと、制度が変わっても儲かる何か別の方法で営業を続ければいいと考える人もいるでしょう。訪問リハビリの意義など関係ない。たとえ利用者はほったらかしにしても、利益さえ上がればいいと考えるかもしれません。確かに、こうした風潮には私も問題を感じていますが、こういう事業所には行政指導に力を入れればよく、このような利益最優先の事業所の存在を理由にまじめにやっている事業所まで十把一絡げに抑え込むというのはあまりにも乱暴というもの。それは、まじめにやっている事業所だけでなく、人生の回復を目指しひたむきにリハビリにはげんでいる利用者まで一緒に切り捨てることにつながります。

ふたたびの闘い

２００６年問題では、私と山根社長が霞が関や議員の間を回り、厚生労働省の課長補佐から「撤回する」という言葉を引き出しました。

あれからおよそ14年。

ふたたび介護保険法の改正の時期となり、新たな課題が生まれました。

今回の問題である、２０２１年介護報酬改定案として出された訪問看護ステーションにおけるリハビリ専門職の割合については、２０２０年の夏ごろから話題になっていました。

私は２００９年以降、前述のように医療機関を創設し、看護師の増強を行ったことで、訪問看護ステーションが規制されても、グループ内で対応できるような体制を整えつつありました。私はあの闘いを経験していたからこそ、今回の問題に早いうちから危機感を持つことができたのです。

加えて、日本作業療法士連盟の副会長として、同業他社にも「このままでは大変なことになるぞ」と警告を発していました。

しかし、皆にはあまりピンとこなかったようです。

そしてついに恐れていた事態がおきました。前述の２０２０年10月の介護給付金分科会で訪問看護ステーションの人員配置を看護師とリハビリ専門職で６対４にしたらどうかという呆れた意見が出てしまったのです。

その際には、日本医師会と日本看護協会、全国老人保健施設協会の３つの団体が賛成。一人だけ、日本慢性期医療協会の医師が「慎重に検討した方がいいのでは」と仰ってくれたのですが、議論は賛成の方向に流れました。

この議論のあと、私のもとにはすぐさま数名の療法士から電話が掛かってきました。彼らは２００６年の闘いを経験した私に、「もう一度反対運動をしませんか」と呼び掛けてきたのです。

その呼びかけに答える形で、私はまず反対声明を出すよう助言しました。声明を出す案をもって日本作業療法士協会会長に働きかけたのですが、その際にはどういうわけか採用されませんでした。そこで私は「日本理学療法士協会に働きかけるしかない」と考え、日本理学療法士協会の理事に「日本理学療法士協会・日本作業療法士協会・日本言語聴覚士協会の３協会から声明文を出すよう働きかけてほしい」と頼みました。この理事は私が日本作業療法士協会の理事をやっていた時代に一緒に活動していた経緯もあり、とても信頼できる方で、頼みを快く引き受けてくれました。そして、２０２０年11月になってようやく反対声明を出すことができたのです。療法士の団体が声明文を発表するのは、この時が初めてのことでした。

この声明文によって、「このまま制度改正が行われると８万人の利用者がサービスを利用できなくなること」と、「５０００人の雇用が失われること」を、多くの人に伝えることができました。広く国民に対してもこの問題への危機意識を持たせることにつながったのではないかと、私は思っています。

また今回は、２００６年の闘いを通じて生まれた人間関係が、私たちの大きな助けとなりました。業界内だけでなく、政治家や他団体などにも協力してもらえる環境ができていたのです。

特に政治の面でお世話になったのが、山口県の職員を務めた経験のある代議士の先生です。その先生とは２００６年ごろに、当時私の会社にいたスタッフの人脈を通じて知り合っていたのですが、この先生が厚生労働省の事情に非常に精通しており、議論の流れの状況確認をしてくれたのです。

しかし、その返答は「今から逆転するのは難しい」というもの。その時にはかなり議論が進んで、ほぼ反対者がいない状況まで追い込まれていました。先生は「次回の分科会までに応援者を増やした方がいい。団体に所属する議員から問題提起をしてもらうべきだ」とアドバイスをくれ、私はすぐに日本理学療法士協会へその旨を伝えました。

またこの先生は、衆議院の厚生労働委員会で、「訪問リハビリの必要性を考えると、新たな療法士が活躍できる仕組みが必要ではないか」と訴えてくれていたのです。政権与党側の議員の意見ということで、この発言は大きな影響力を持ちました。

日本理学療法士協会の現会長である半田さんの存在も、今回の問題に立ち向かううえで大きな力になりました。日本理学療法士協会は今回、精力的なロビー活動を行ったり、声明文発表を主導してくれたりしました。それらは半田会長がいたからこそ実現したものです。会長のネットワークを通じて多くの人に声を掛け、世論を動かすこともできました。

もしも半田会長がいなかったら、より厳しい闘いになっていたでしょう。

そして2020年問題においてもっとも注目すべきなのは、署名運動です。

2006年の改正問題の際には署名運動は行わなかったのですが、今回は、インターネットと自筆の2つの方法で署名を募りました。

日本理学療法士協会・日本作業療法士協会・日本言語聴覚士協会の3協会で署名運動を行うことが決定したのは、2020年11月20日のことです。3協会が団結してからの勢いはすさまじく、20日で19万、つまり1日で1万近くの署名が集まったのです。そしてこの19万の署名のうち8000は、私の会社のサービス利用者が集めてくださった自筆署名なのでした。不自由な手で一生懸命書いてくれたであろう署名に刻まれた震えた文字を見て、涙が滲むと同時に感謝の気持ちで一杯になりました。この様にサービスを利用している多くの方が怒りの声を上げ、私たちの味方となってくれたのです。

このような一連の活動に加えて、介護給付費分科会委員も務める神奈川県の黒岩知事が、問題に対して反対意見を発してくれたことによって2020年問題は少しずつ闘いの風向きが変わっていきました。

このような闘いの末、2020年12月、ついに問題の見送りが決定しました。利用者がともに闘ってくれたことで、訪問看護ステーションの人員配置の議論は、3年後に持ち越されたのです。賛成多数の圧倒的不利な状況から議論持ち越しにまで持っていけたのは、大きな成果だったといえるでしょう。

しかし、今回の改定でも問題は残ります。ほぼすべてのサービスにおいて介護報酬が上がり、医療機関の訪問リハビリについては5・1%も上がったにもかかわらず、訪問看護からの療法士の訪問のみ1・4%引き下げられたのです。

闘っても闘っても根の深い問題。その闘いは、今後も続くことになるでしょう。

問われる療法士の意義

医療機関からの訪問リハビリが普及しないのは、すでに述べたように地域のかかりつけ医と、医療機関の構造上の問題があるからです。

それでも制度改定の流れは、医療機関からの訪問リハビリをおしすすめる方向にむかっています。そんなことをすれば、訪問リハビリの未来はないと言っても過言ではありません。

しかし、これが意図的に行われているとしたら――？

制度改定へ対抗するため、厚生労働省との折衝を重ねる中で、私は耳を疑うような一言を聞いたことがあります。

「生活期のリハビリは、介護職に機能訓練をやらせておけばよい」

この「生活期のリハビリ」には訪問リハビリも含まれています。要するに、退院後の生活期におけるリハビリは、介護職を含めた他職種へ集約させよう、さらに療法士を介護職のように扱おうとする動きがあるように感じ取れるのです。

現在、医療費削減政策のため病院での入院日数はどんどん短くなっています。厚生労働省の資料によれば、１９８４年に54・６日だった入院日数は、２０１６年には28・５日となりました。患者は、自立度の低い、なんとか立ったり歩いたりできるような状態で早々に病院を出されてしまいます。

しかし多くの高齢者は退院し自宅に帰ってきても、今後の人生を自立して送れるかどうかを左右する岐路に立っていることに気づいていません。これまで病院で受けていた〝してもらう〟リハビリを、自宅でも受けたいという「リハビリ依存」の状況にあります。

だからこそ在宅に関わる療法士が、急性期・回復期から連続してリハビリを受ける流れを認識したうえで、生活期のリハビリへと、患者をソフトランディングさせていくサポートが欠かせないのです。つまり療法士に依存した状態から自立を促していくのです。

顔を洗う、歯を磨く、服を着る、トイレに行く。利用者自身に自宅の中で生活を組み立ててもらい、その動作機能を一緒にリハビリ〝していく〟のです。自宅での生活が安定すれば、次に家庭や地域社会のなかに自身の居場所や役割を創出し生活、そして人生そのものをリハビリしていきます。

制度改定の議論の度に問われているのは、生活期におけるリハビリのあり方そのものです。

私たち地域のリハビリに関わるものは、その目的を明確にし、リハビリ全体のグランドデザインのなかでしっかり論じていかなくてはならないでしょう。

トータルケアサービスを目指して

２００６年、２０２１年における制度改定問題は、創心會に大きな契機をもたらしました。

「本物ケア」の果たせる役割を介護というフィールドを超えて見つめ直し、多方面へとその可能性の種をまかせたのです。

２０２１年、その種は次々に芽生えています。

辛い闘いを乗り越えた、創心會の現在地と展望をお見せしましょう。

今後、創心會が目指すのは、高齢者だけでなく障害者も含めて、「子どもから高齢者まで」のトータルケアです。

茶屋町の本部には、２０１５年に障害をもつ児童対象の「児童発達支援」のデイサービスをつくりました。

これは知的障害者の兄弟姉妹がいるある若手スタッフが、「児童を対象にしたリハビリをやりたい」と企画申請して実現したものです。

午前中は6歳未満の子が通い、午後は学校を終えた子たちが集まります。発達に応じた療育を行い、進学や将来の就労支援を目的としています。

子どもたちには、年齢の発達に合わせたプログラムにより、社会性を獲得してもらうのです。

障害をもつ子どもは小学校に行っても集団活動に馴染めなかったりするので、医療知識をもったスタッフがしっかりとサポートしていく必要があると考えています。子どものなかには、肢体不自由な子であったり、心身に重い障害を抱えている子であったりするケースもあります。そういう場合には、早い段階から保護者、学校の先生と連携を図っていきます。

子どもたちが将来、親元から自立することも見据え、早い段階からそのための訓練をして知識や経験を身につけてもらうことはとても重要です。障害のある子どもたちをもつ親がいちばん心配しているのは、将来のことです。自分がいなくなったら、この子はどうなるのだろうか。そんな心配を抱えるご両親は少なくありません。そうした不安を解消するための構想を、創心會ではつくっていきたいと思っています。

そこで今年の4月に、就労準備型放課後等デイサービスを立ち上げました。中学生・高校生を対象に、就職に向けたスキル、業務の実践訓練を行います。さらに後述する創心會のグループ会社が行う就労支援とも連携しながら、その子に合った未来戦略を考えていきます。

もっと広い視点で利用者を支える

それだけではありません。私のグループのなかには、利用者をより広範な視点で支えるさまざまなグループ組織が生まれています。

例えば福祉介護業界の人財や組織を育成、活性化する「株式会社ハートスイッチ」。この組織は「本物ケアを提供できる介護人財をつくりたい」という思いから、介護福祉業界を目指す人たちの資格取得講座を開いたり、人財を紹介したりします。研修やセミナーを通じて、この業界のスタッフのモチベーションアップも図ります。介護福祉業界のコンサルティングや障害をもつ方の就労支援事業も行います。

また就労継続支援Ａ型「リンクスライヴ」では、「農業」×「福祉」×「リハビリ」の連携ができるモデルも構築しました。

ここでは、利用者の生きるエネルギーを「食」を司る野菜づくりに転化する。採れた野菜を食材として、デイサービスの食事に利用する。給食事業を内製化することにより、就労支援事業として成立させる。これらをリンクさせるモデルです。

あるいはなんらかの理由で一般就労や福祉的な就労が困難な方にも「活躍の場」を提供することを目的にした「合同会社　連」もあります。この会社では運営スタッフとして精神障害者や高齢者も在籍しています。ここで行われているのは、リサイクル事業、環境整備事業、地域コミュニティ形成支援事業、イベント企画・運営事業等。「引き籠もり支援」の一環として、集めたリサイクル品をネット販売する仕組みを構築して、在宅ワークが可能な環境をつくっていく方針です。ちなみに「合同会社　連」は、すでに登場した廣田が社内起業で立ち上げた会社です。

このように、グループ全体を通して、「ゆりかごから墓場まで」と言われたイギリスの福祉の精神に勝るとも劣らない「生まれてから高齢になるまで、健常者も認知症患者も障害者も」カバーするというトータルケアが行われています。

それらを通してすべての人が自主的独立的に社会とつながり、社会的な役割を担って社会のなかに「居場所」を獲得できるような介護リハビリが行われているのです。

高齢者が働く場所をつくる

私は２０１０年頃から、「就労支援事業」を積極的に始めました。

そのきっかけは２００６年の社内改革以降、リハビリに特化したデイサービスを多店舗展開していくなかで、利用者が「元気に動けるようになったあとに行くところがない」「せっかくリハビリで動けるようになっても社会参加できない」そんな現実に気づいたからです。

そこで自分なりにまた新たなチャレンジをしようと思い、まずは農業に挑戦しようと思いました。

振り返れば私は不動産業時代にバブルも経験しているし、その後２００８年にはリーマンショックも見てきました。その直後の２０１１年には東日本大震災もありました。

世の中が不景気になると、障害者は真っ先にそのあおりを受けます。苦しいリハビリを乗り越えて、ようやく社会復帰しようとしても、受け入れてくれる器が社会にないのです。

なにか経済の流れにおいて、公共の手掛ける社会保障制度とは違うアプローチで、利用者のサポートができないか、と考えました。高齢者事業を拡大するということではなく、すべての人が共生する社会へと方向転換が進む現代において、役割を果たしたいという思いがあったのです。

そんな思いが生まれたときに、ある方から「認知症の人が、土に触ると非常に生き生きする」という話を聞きました。土に触れていると、とてもいい表情をする。施設の中だけでケアしていてもこんな表情は見られない。

そういう話を聞いて、ふと「土に触れながら、日々太陽の下で自分の植えた苗の成長を感じる。そこで実った作物を食べる。農業こそ、人間の根源的なパワーを引き出す作業なのではないか」と考えるようになったのです。また、精神病院勤務時代に患者が作業療法の一貫として農作業をしており、適性があることも知っていました。

もちろん自給自足とまでは思っていませんでしたが、農業が利用者に良い影響を与えるのではないか、と思って「農業×福祉」を考えました。

　まずスタッフのなかからボランティアを集めました。そのときは65人ほどが応募してきてくれて、最初は土日だけ岡山市内で場所を借りて始めたのです。しかも最初から、有機栽培です。その結果、野菜はできはしたけれど、形は不揃いだし売り物にはなりそうにない。だけど収穫祭をやって食べたらうまいのです。キュウリやピーマン、トマト、トウモロコシ、ナスビ、オクラ等々、いろいろつくりました。

　このとき、以前からお世話になっている経営コンサルタントの船井総研さんでも農業のコンサルタントの方がいたので、その方のセミナーに入って農業も勉強しました。そしてロールモデルとして、「農業×福祉」を行っている事業所を全国数カ所見て回りました。

　そして、ついに法人を立ち上げたのが２０１２年。ちょうど前年に東日本大震災があり、どこで何が起こるか分からない、どんな災害に遭っても、最終的に人間になくてはならないのは、「食」だ。食物を確保できる環境はつくっておいたほうがいい。そんな気持ちが後押しになりました。

しかし実際には、地域の農業委員会に認めてもらわないといけませんから、傍から見るよりずっと大変です。役員にも農業専従者を置かないといけませんし、売上をある程度農業で立てないといけません。

でもこれまでに、霞が関や永田町と闘った経験を経ていた私です。この頃になると、どんな困難があってもたいしたことないと思っていましたし、むしろ農業というある意味「命」を生み出す仕事には大変な魅力を感じていました。

私はこの事業「ど根性ファーム」を、当時入社6年目で、営業本部長を任せていた山田に担当してもらいました。彼は有望な若手で、前述のセミナーなどに同行してもらった経緯もありました。

農業モデル立ち上げで試された「ど根性」

山田は、農業の「の」の字も知らない状態から、本当によくこの事業を立ち上げてくれました。その名前の「ど根性」は利用者に力を発揮してもらうイメージでつけた名前ですが、実際は彼自身の「ど根性」を試す言葉になってしまった――。その立ち上げの苦労を彼はこう語っています。

「介護リハビリの現場からある日突然農業の現場におりたったのですが、その時は本当に転職したと思いました。『一反』とか『一ヘクタール』の言葉の意味もどれくらいの広さかも分からないで着任したのですから。農地を借りる難しさや、農機具のこと。何をどうつくればいいのか。どうやって売上を立てればいいのか。何も分からないなかで、一から始めました」

このとき私は、目標を掲げました。

①有機農法でやる

②デイサービスの施設で野菜を提供して、創心會の内部でサイクルをつくる

山田は、笠岡市でまとまった土地を見つけて農場を開きました。

当初農地交渉に出向くと、行く先々で「農業はそんなに簡単なものではないから、やめ

たほうがいい」「今のうちに手を引いた方が無難」と言われたそうです。それでもめげなかった山田は、たいした「ど根性」の持ち主です。

そこから苦節９年。

今では28人の障害者を雇用できるまでになり、彼らには毎月８万円から10万円の給料（岡山県の最低賃金時給８３４円をクリアする数字）を支払えるまでになりました。障害者の作業所では、月に２、３万円の給料（アルバイト代）のところもあるというのに、これは立派な成果といえます。

４年目から黒字化には成功していて、現在では収穫したネギをカットし使いやすくして、居酒屋チェーン等に販売しています。つまり農作物の６次産業化に成功したのです。

「ど根性ファームの創設直後の段階で、収穫した野菜をグループ内のデイサービス施設で利用するだけでは黒字化できないことが分かりました。だから居酒屋やお好み焼き屋、うどん屋など、大きなロットで買ってくれる外食産業のクライアントをつかんだのです。そうはいっても栽培技術では専門農家には負けますから、野菜をカットした状態で納品し、労働によって付加価値を高める。そういう工夫をして市場に受け入れられる商品をつくっていきました」

その結果、利用者は当初の目標どおり、この農場を通して社会参加ができます。デイサービスでも「この野菜はリハビリしている人がつくっています」と情報を流せば、他の利用者も「じゃあ私も頑張ろう」と励みになる。農場で働く利用者も、周囲の飲食店に食べに行って「ここの野菜は私がつくったものだ」と分かればうれしいのです。「おいしかったよ」と言われたら、新たなる生きがいにもなる。

これもまた創心會が目指す「本物ケア」の一つだと考えています。

ポジティブなスタッフたち

さらに私の自慢は、スタッフがみんなポジティブで明るく、利用者のトータルケアに携わってくれていることです。

私の会社では、前述の山田の他にも介護以外の分野で活躍しているスタッフが大勢います。例えば、グループの中に就労リハビリのためのパン屋をオープンすることになり、その立ち上げのため、介護福祉士としてデイサービスに従事していた2人のスタッフにパン工房に修行に行ってもらったこともありました。こうしたことが可能なのは、利用者のための「本物ケア」という理念をスタッフたちが理解してくれているからに他なりません。創心會の理念のもとで、それぞれの役割をしっかりと果たしてくれています。

もちろんスタッフのモチベーションを引き出すために、私たちはさまざまな社内制度をつくりました。イベント系としては「あっぱれ制度」と「男前グランプリ」、教育系としては「パートナー制度」。社内資格制度としては「創心流リハケア講座」と「生活力デザイナー」です。

「あっぱれ制度」とは、スタッフの良き行動や自ら会社を良くする提案・改善等を評価する制度です。「男前グランプリ」とは、輝きながら働いている若手精鋭を10名選び、介護へのポジティブな認識をもっていただくために、1日一票、何票でも投票可で最も輝く男前を決めるコンテスト。介護職のことを広く世間に認知してもらうために、利用者、取引先さま、関係者等も投票可能です。「パートナー制度」とは、創心會独自の新入社員教育のためのメンター制度。トレーナーとパートナーの二役が新人社員をサポートします。パートナーは新人社員の気持ちの理解者となり、トレーナーは業務指導者となります。

この業界への、若者たちの挑戦を応援します。

「創心流リハケア講座」は、全スタッフ対象の研修制度。創心會流の自立を促す本物ケアを実践するための基礎理論を学ぶ講座です。管理職昇級の必須要件になっていて、すべてを受講して最終的には理解度検定を受けてもらいます。特に優秀な成績を収めたスタッフはリハケア専門士として表彰されて、当研修の講師に抜擢されることもあります。

さらに一般的なケアスキルの他に、本物ケアを提供するのに欠かせない利用者へのホスピタリティを身につける接遇研修も実施しています。

この施設を見学した皆さんによく言われるのは、

「スタッフが皆さん明るくて、利用者のことを『お客様』と呼んで丁寧な対応をされていることが印象的です」

ということです。

日本の病院は、最近でこそ接遇やホスピタリティに気を使うようになっていますが、少

■創心會グループ事業マップ

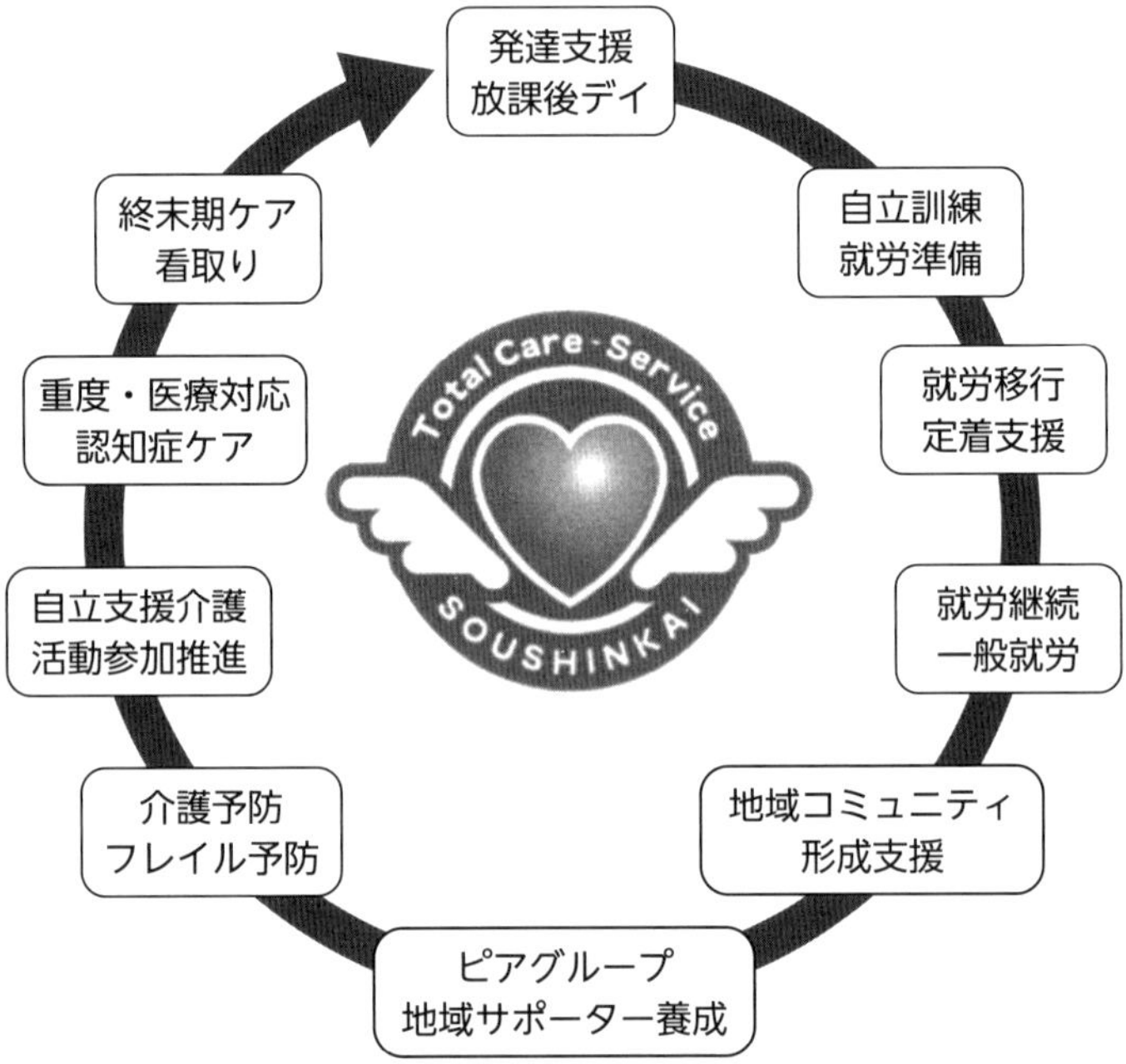

誕生から成長過程、就労やその後の定着支援、高齢者の終末期までサポートする体制を整えている。それぞれの地域課題に対し、保健・医療・介護・福祉事業活動を通じて解決している。

し前までは（いえ、多くは今でも）通院したり入院したりする利用者を「患者さん」と呼び、ぞんざいな扱いをしたり乱暴な言葉を返したりするところも珍しくありませんでした。

私たちリハビリ関係者は、病院とは拠って立つところが違いますから、利用者の皆さんは「お客様」。あくまでもお客様ファーストで、どんな障害や病気、課題があろうとも「自立して社会参加」を目指して治療や指導、そして治療法のコンサルに当たります。

創心會と本物ケアのこれから

障害の有無や年齢に関係なく、すべての人が共生できる社会。

そのための「子どもから高齢者」までのトータルケア。

「本物ケア」は今後もますます全国に広がっていくはずです。

創心會でも茶屋町の本社を中心に、ようやく私の理想がある程度出来上がりつつあります。

これまで創業以来25年間、さまざまなステークホルダーと悪戦苦闘を繰り返しながら、「私はやっとここまで来られた」と自分を褒めてやりたい思いと、「まだまだできるはず」という歯痒い思いと、ふたつが共存しています。

しかし、これからこの形をさらに高めていくのは、もう私だけの仕事ではありません。創業したとき、私はたった一人でした。ただただ利用者を想う、その気持ちだけしかありませんでした。小舟で荒波に乗り出したようなものです。作業療法士という医療ヒエラルキーの下に置かれてしまっている立場から、一体どこまで我が夢を実現することができるのか、常に不安との闘いでした。けれどそこから四半世紀が経ち、私が掲げた「本物ケア」という旗のもとには本書にも登場してもらった多くの若者の存在があります。

利用者の心に寄り添い、希望を引き出し、そして最期の瞬間まで自立した生活を叶えられるように支援をする。そんなリハビリを追求しようとする若者たち――。

現在、創心會では若いスタッフ主導で「未来ビジョン」プロジェクトが進行中です。

２０４０年問題をはじめ、恐ろしいほどのスピードでこれからの社会は変わっていく。私たちグループは、いかにその社会の変化をとらえ、適応していくか。グループ全体で社会の未来を想像しながら、事業を創造しよう、というプロジェクトです。

それにあたっては、ベテランスタッフに加え、これからを担う若いスタッフの力も借りたい。そこで私は、20代を中心としたスタッフおよそ30人に議論をしてもらっています。

そうした中で生まれたアイディアの一つが、「オンラインコミュニティの構築」。

実は２０１８年の西日本豪雨により、デイサービスを長くご利用いただいていた方のうち、２名が洪水から逃げ遅れて亡くなりました。なんとか助けてあげられなかったのだろうか。せめて情報が早く本人に伝わり、周りにサポートするスタッフがいれば、防げたのではないか――。情報化社会においては、スマートフォンなどの情報端末は単に便利なだけでなく命を守るツールとなり得ます。ＩＣＴリテラシーの低い方は情報難民となり命の危険にさらされかねません。そして、そのような状況には高齢者や、障害者が陥りやすいのです。また、２０２０年は新型コロナウイルス感染症対策のため「非接触」が広まり、リアルコミュニティに危機が生じました。現在は、リアルコミュニティに代わる新たなオンラインコミュニティが構築されようとしていますが、障害者や高齢者は置き去りにされています。

そこで創心會としては、事業所にｉＰａｄを２５０台導入し、端末操作の導入や操作方法のレクチャーをはじめていく予定です。さらに今後は、対面型のリアルコミュニティを基礎に、オンラインコミュニティを形成していくことも視野に入れています。

これからは、こうしたデジタル技術に加えて、介護ロボットなども活躍する未来が到来するでしょう。創心會としても、利用者ファーストを念頭に置きながら、どんどん変わっていかなければ、と思っています。そしてその原動力となるのは、若いスタッフたちです。彼ら彼女たちが自分なりの「本物ケア」を突き詰めながら、年齢も障害も関係ない、誰もが安心して暮らせる社会づくりを目指してくれるでしょう。

ますます高齢化が進む日本にあって、介護リハビリというのはかけがえのない仕事です。しかし介助する、運動療法を施すという作業だけを取り出せば、実はロボットに取り替えることもできるのです。その意味では、単に作業だけを見れば、いつか人間がＡＩに仕事を奪われる未来に巻き込まれてしまいかねません。

けれど利用者の心に寄り添い、夢や希望を引き出し共有すること。自立に向かって、ともに歩むこと。それはまさに人間にしかできません。

人が人である限り、その夢は限りなく膨らんでゆく。それを思えばこれからの社会に、「本物ケア」は一層必要とされるものになる。

私はそう信じて今日もまた、多くの利用者を想い、スタッフとともに汗を流しています。

おわりに

リハビリの歴史のなかで

本書では、私の作業療法士から経営者としての歩みを皆さんとともに振り返りつつ、私が考えるリハビリの理想や介護福祉の未来像を語らせていただきました。

そのなかでテーマとして語ってきた「日本一不親切な親切」というコピーは、２０００年代初頭から使ってきた言葉でした。

私がデイサービスを始めたのは、介護保険制度が開始された翌年、２００１年のことです。

本書にも書きましたが、当時はお金がなくて物件が借りられず、テナントを改修して施設にするつもりだったのが普通の民家しか借りられませんでした。たまたま家が空き家になっていたので、そこをお借りしてのスタートでした。

その家は、大家さんが戻られたら返さないといけないし、原状復帰ですから、あまり手を入れるわけにもいきませんでした。その後本社を建てる構想も若干あったので、それまでの間と思って廊下や部屋にバリアが残った状態でサービスを開始しました。けれどそのときに、利用者は自宅で生活する人なのだから別に普通の家でもいいじゃないか、と思いました。その家しか借りられなくて経営的には「ピンチ」ではあったのだけれど、「ピンチをチャンスにする発想」で、むしろ自宅に近い環境でサービスを提供したほうが実際は理にかなっているのではないかと考えたのです。

当初は利用者を紹介してくれるケアマネジャーから、「こんな手すりもないようなところ紹介できませんよ」と言われ叱られたりもしましたが、その視点から「私たちが提供するサービスとは、何であるか」という本物ケアをさらに確立していくための思考に結び付きました。

利用者や家族が「何かしてくれ、ああしてくれ」と言ってくることに対して、直接手を貸してお応えするのではなくて、実際に生活している場所で生活しやすくすることが「自立」に導くことだ。自分でできることを増やすサービスを提供しようと、決心した瞬間でした。

できそうにないこともできるようにする、やれることは自分でやってもらうのがいちばん、というリハビリの考え方を「介護」にも当てはめたのです。介護の領域であろうとも、リハビリ的な考え方を取り入れることによって、その人にとって望ましい方向性に導けます。例えば、数歩歩けるようになっただけでも、その後利用者にはよい連鎖反応が起こるようになるのです。

以降「やれることは自分でやってもらう」ことを基本的なスタイルにして、「日本一不親切な親切」というキャッチフレーズが出来上がりました。

「日本一不親切な親切」は、自分が高齢者になったら、どのような生活をしたいか、どうしてほしいかを考えることで自然と生まれてきます。そして自分がしてほしくないことは決してしないこと。

例えば食事をするというのは、ただ栄養を取るという行為ではないはずです。たとえどんな姿勢であっても、自分で好きなものが食べられるようになること。

入浴も同じです。もし自分が介護される立場だったら、体をきれいにふかれるのではなく、お風呂に入るという時間そのものを楽しみたいでしょう。

常に「利用者ファースト」を掲げてきた創心會は、今年で25年を迎えました。

これまで「本物ケア」は利用者の自宅や、施設でのみ提供していましたが、これからは枠にとらわれずに、町づくりにも展開していきたいと思っています。

町づくり、町おこし、農業活性化、そして教育。今後、多くの事業に取り組んでいきます。

もちろん、どれもこれも簡単なことではありません。

しかし、決して諦めたくはない。私はもう少し、この国のために、利用者のために、そして本物ケアの旗のもとに集うスタッフのために骨を折るつもりです。

次の25年に向けて、今後も創心會をよろしくお願いいたします。

２０２１年４月　吉日

著者プロフィール

二神雅一（ふたがみ まさかず）

株式会社創心會 代表取締役
作業療法士、介護支援専門員

1965年生まれ、愛媛県出身。作業療法士養成専門学校を卒業し、精神科病院で作業療法士として勤務。その後、リハビリは病院などの医療機関で行うことが当たり前だった時代に、民間企業で訪問リハビリの取り組みを始める。1996年に創心会在宅ケアサービス（現：株式会社創心會）を創業。退院後のリハビリが十分に行き届かず次第に悪くなっていく寝たきり高齢者が多くいることに問題意識をもち、介護とリハビリを融合させた「本物ケア」を確立。現在は、訪問・通所・入所サービスを展開し、岡山県を中心に36拠点75事業所（2021年4月時点）をもつ。さらに日本の在宅医療・介護の在り方を見据え、農福連携による就労支援や、障害児の発達支援をはじめ、常に新たな取り組みに挑戦し続けている。

本書についての
ご意見・ご感想はコチラ

本物ケア

2021年4月30日　第1刷発行

著者　二神雅一
発行人　久保田貴幸

発行元　株式会社 幻冬舎メディアコンサルティング
〒151-0051　東京都渋谷区千駄ヶ谷 4-9-7
電話　03-5411-6440（編集）

発売元　株式会社 幻冬舎
〒151-0051　東京都渋谷区千駄ヶ谷 4-9-7
電話　03-5411-6222（営業）

印刷・製本　瞬報社写真印刷株式会社
装丁　田口美希

検印廃止

Printed in Japan
ISBN 978-4-344-93237-1 C0095
幻冬舎メディアコンサルティング HP
http://www.gentosha-mc.com/